中国普惠型
商业医疗保险发展研究

张璐莹　陈　文◎著

复旦大学出版社

序

当我阅读这本专著时，适逢上海市普惠型商业医疗保险"沪惠保"刚刚推出，上线当天参保人数即突破百万。这表明，基本医疗保险覆盖下的广大群众仍有多层次保障的潜在需求，普惠型商业医疗保险就是为满足这种需求提供的解决方案。

在深化医疗保障制度改革的进程中，加快商业健康保险的发展有利于其与基本医疗保障的互补衔接、形成合力，提高重特大疾病的保障水平，满足人民群众多元健康保障需求，是夯实多层次医疗保障体系的必然之路。在此背景下，自 2020 年以来，普惠型商业医疗保险在全国多地如雨后春笋般涌现，正如火如荼地发展。作为一名医保管理者，我和其他同道一样非常关注普惠型商业医疗保险如何展开、有何优势、存在哪些挑战、如何与基本医疗保险协同发展，政府医保部门在发展商业保险的过程中如何准确定位等问题。本书的面世恰逢其时，相信有关各方能从中寻找到答案和启示。

本书聚焦于新兴的普惠型商业医疗保险，首次系统分析了我国普惠型商业医疗保险的发展现况，为读者提供全景式视角。不仅如此，本书研究并设计了普惠型商业医疗保险评价工具，构建了发展指数，对各地区普惠型商业医疗保险进行评价和比较，并归纳了其实施的经验与面临的挑战，在借鉴国际经验的基础上，对普惠型商业医疗保险的发展提出政策建议。本书内容丰富、数据详实、分析深入、见解独到，不仅具有学术价值，也具有医疗保险实践的指导意义。

陈文教授、张璐莹副教授及其研究团队长期从事医疗保障研究，在这一领域具有扎实的研究基础和深厚的学术底蕴。近年来，他们为国家和各省市医疗保障制度改革积极贡献智慧。他们对研究问题的前瞻性洞见、客观冷静的思考和判断以及严谨的学术态度在本书中有充分的体现。

希望本书能为医疗保障和医药卫生领域的管理者、学术研究者、商业保险和医药产业的策略制定者提供专业信息和决策参考。20多年来，上海为中国医疗保障体系的构建和完善提供了许多有益的探索经验，这些创新的源头就是通过注重实践和理论研究的紧密结合而产生的，这本专著就是最新的创新研究成果。希望陈文教授、张璐莹副教授及其研究团队再接再厉，产出更多引领性的研究成果，也希望从事医疗保障的各方共同携手，为推进医疗保障事业发展和"健康中国"贡献力量。

2021年4月

前 言

2020 年以来，随着"惠民保"类的商业医疗保险在各地的相继推出，"用两杯咖啡的低价换取百万医疗保障"成为百姓热议的话题，该保险产品在部分地区成为"网红爆款"，掀起购买热潮。目前，此类普惠型商业医疗保险以燎原之势迅速发展，截至 2021 年 1 月底，全国已有 23 个省先后实施了逾百种商业医疗保险方案，已覆盖 5 000 多万参保者。

与既往的商业医疗保险产品相比，普惠型商业医疗保险具有鲜明的特点：保费低，保额高，支持带病参保，保障范围与基本医疗保险紧密衔接，政府指导产品设计并参与推广等。这些特点切中了此前商业医疗保险发展困难的要害问题，使商业保险成为更加接地气的亲民产品，因而迅速获得了市场的认可。

作为长期从事医疗保险研究的学者，欣喜于这一新型保险迅速发展的同时，也不禁想要冷静地透过这一热现象看本质：普惠型商业医疗保险，是噱头还是真普惠？是昙花一现的"现象级"产品，还是能经得起市场和时间检验的明星产品？低廉的保费之下商业保险公司的盈利模式是什么？政府部门用公信力为商业保险背书有何风险？如何助推这一新型保险的可持续发展、满足群众的多元需求？……诸多话题值得深入探讨和研究。然而，由于普惠型商业医疗保险尚处于发展初期，多地的保险尚未满"周岁"。目前，对于我国普惠型商业医疗保险的实施现况、问题和挑战、发展策略等尚缺乏全面系统的研究。

本书旨在以全局性视角描绘我国普惠型商业医疗保险发展的图景，剖析多层次医疗保障体系下商业医疗保险发展的政策环境与机遇，分析普惠型商业医疗保险的实施现况，评价普惠型商业医疗保险的保障程度和发展水平，归纳其实施的经验与面临的挑战，并借鉴补充性商业医疗保险发展的国际经验，提出促进我国普惠型商业医疗保险的发展建议。

本书共设 6 章，主要内容如下。

第一章为多层次医疗保障体系下商业健康保险发展的政策环境与机遇，梳理我国多层次医疗保障体系架构和促进商业健康保险发展的相关政策，描述商业健康保险整体的发展现况，分析当前商业健康保险发展的机遇和挑战。

第二章为我国普惠型商业医疗保险及其发展现况，分析普惠型商业医疗保险的内涵和特点，基于对当前各省市正在实施的全部普惠型商业医疗保险方案的系统收集，分析和归纳普惠型商业保险的覆盖情况、保障范围、保障水平、政府支持及组织运行等现况。

第三章为普惠型商业医疗保险的评价。设计我国普惠型商业医疗保险评价指标体系，以此为评价工具对我国各地普惠型商业医疗保险的保障能力与保障水平进行评价，在此基础上测算各地普惠型商业医疗保险发展指数。结合评价结果，对典型地区普惠型商业医疗保险进行案例分析。

第四章为普惠型商业医疗保险的实施经验与发展挑战。结合我国普惠型商业医疗保险的实施现况，归纳实施中的经验，分析存在的问题及面临的挑战。

第五章为补充性商业医疗保险发展的国际经验。系统收集国际上补充性商业医疗保险发展的现况，并以法国、澳大利亚、美国、新加坡为典型，归纳各国补充性商业医疗保险发展的经验及对我国的启示。

第六章为完善普惠型商业医疗保险发展的政策建议。基于国内实践和国际经验，提出我国多层次医疗保障体系下促进普惠型商业医疗保险可持续发展的政策建议。

本书将为医疗保障领域的政策制定者和研究者、商业保险和医药产业的策略制定者了解普惠型商业医疗保险的发展现况、共同促进其发展提供有益参考和借鉴。本书中相关资料的收集和分析工作得到了张芃、尚春晓、王欣、童禧辰、严威的协助，在此衷心感谢。由于普惠型商业医疗保险尚处于持续发展的过程中，本研究基于该类保险发展初期横断面的观察和分析进行阶段性的成果呈现，难免有疏漏和不足，恳请各位读者不吝指正，以促进研究不断深入完善。

2021 年 4 月　于上海

目 录

第一章 多层次保障体系下商业健康保险发展的政策环境与机遇
_ 001

第一节　我国商业健康保险发展的政策环境　　_ 002
第二节　我国商业健康保险发展现况　　_ 009
第三节　我国商业健康保险发展的机遇和挑战　　_ 019

第二章 我国普惠型商业医疗保险发展现况　　_ 025

第一节　普惠型商业医疗保险的内涵和特征　　_ 026
第二节　普惠型商业医疗保险的地区和人群覆盖　　_ 029
第三节　普惠型商业医疗保险参保条件和筹资标准　　_ 034
第四节　普惠型商业医疗保险的保障待遇　　_ 037
第五节　普惠型商业医疗保险的组织与运行　　_ 055

第三章 普惠型商业医疗保险的评价　　_ 059

第一节　普惠型商业医疗保险评价工具的构建　　_ 060
第二节　普惠型商业医疗保险的综合评价　　_ 070
第三节　典型地区普惠型商业医疗保险保障分析　　_ 076

| 第四章 | 普惠型商业医疗保险的实施经验与发展挑战 | _ 095 |

| 第一节 | 普惠型商业医疗保险的实施经验 | _ 096 |
| 第二节 | 普惠型商业医疗保险面临的挑战 | _ 099 |

| 第五章 | 补充性商业健康保险发展的国际经验 | _ 105 |

第一节	国际商业健康保险的功能及发展现况	_ 106
第二节	典型国家补充性商业健康保险发展的经验	_ 112
第三节	国际经验及启示	_ 127

| 第六章 | 完善普惠型商业医疗保险发展的建议 | _ 131 |

附录　_ 139

第一章 多层次保障体系下商业健康保险发展的政策环境与机遇

第一节　我国商业健康保险发展的政策环境

一、多层次医疗保障体系架构

（一）构建多层次医疗保障体系的重要性

1. 构建多层次医疗保障体系是增进民生福祉、实现健康中国战略的基本路径

医疗保障是减轻群众就医负担、增进民生福祉、维护社会和谐稳定的重大制度安排。我国已建立了覆盖全民的基本医疗保障制度，然而仍存在保障不平衡、不充分的问题，患者重特大疾病的保障有待提高，居民多样化的需求有待满足。因此，有必要建立以基本医疗保险为主体，医疗救助为托底，补充医疗保险、商业健康保险等为补充的多层次医疗保障体系，形成全方位保障的制度安排，从而提高重特大疾病和多元医疗需求的保障水平，推进民生福祉达到新水平。

促进多层次医疗保障体系的发展不仅是健全我国多层次社会保障体系建设的重要内容，更是实现健康中国战略的基本路径。医疗保障制度的完善，能更好地保障病有所医，实现人人享有基本医疗卫生服务，全方位、全周期维护和保障人民健康。

2. 通过多元筹资建立多层次医疗保障，是实现全民健康覆盖的必然选择

全民健康覆盖（universal health coverage，UHC）是指确保所有人都获得其所需要的卫生服务，而在付费时不必经历财务困难①。全民健康覆盖源于对基本健康权的保障。2015 年，全民健康覆盖被列为联合国 2030 可持续发展议程的具体目标之一，它不仅是实现健康目标的核心，而且有助于消除贫困、应对不平等和促进经济增长等其他可持续发展目标的实现。全民健康覆盖是政府致力于改善民生福祉的标志，2019 年 9 月，联合国各成员国通过了《联合国全民健康覆盖高级别政治宣言》，为确保 2030 年之前实现全民健康覆盖目标作出政治承诺。

实现全民健康覆盖不仅是政府责任，还应动员包括社会组织、私立部门在内的一切社会力量和资源，发挥各自优势，建立伙伴关系，共建共享②。就筹资而言，商业保险、互助保险等多元筹资能够拓宽筹资渠道，创新筹资方式，提供多层次保障，弥补公共筹资保障的不足，为促进全民健康覆盖的实现发挥不可或缺的作用。

（二）多层次医疗保障体系的结构及商业健康保险的作用

2020 年 3 月，《中共中央 国务院关于深化医疗保障制度改革的意见》明确提出，我国医疗保障制度的改革发展目标为：到 2030 年，全面建成以基本医疗保险为主体，医疗救助为托底，补充医疗保险、商业健康保险、慈善捐赠、医疗互助共同发展的医疗保障制度体系。强化基本医疗保险、职工大额医疗费用补助或大病保险以及医疗救助三重保障功能，促进各类医疗保障互补衔接，提高重特大疾病和多元医疗需求的保障水平。

基于我国医疗保障制度改革的目标，可以勾画出我国多层次保障体系的结构（图 1-1）。我国医疗保障的基本制度包括 3 部分：第一，基本医疗保险制度，包括职工基本医疗保险和城乡居民基本医疗保险，这是我国多层次医疗保障制度的主体，覆盖城乡全体居民，公平普惠保障人民群众基本医疗需求。第二，补充医疗保险制度，包括城乡居民大病保险、职工大额医疗费用补助和公

---

① 世界卫生组织．什么是全民健康覆盖 [EB/OL]．https：//www.who.int/features/qa/universal_health_coverage/zh/．
② Clarke D, Doerr S, Hunter M, et al. The private sector and universal health coverage [J]. Bull World Health Organ, 2019, 97 (6): 434-435.

务员医疗补助，保障参保群众基本医疗保险之外个人负担的符合社会保险相关规定的医疗费用。第三，医疗救助制度，这是帮助困难群众获得基本医疗保险服务并减轻其医疗费用负担的制度安排，为医疗保障制度托底，保障底线公平。在基本制度提供三重保障功能的基础上，商业健康保险、慈善捐赠及医疗互助等各类医疗保障互补衔接，形成多层次体系，提高重特大疾病和多元医疗需求的保障水平。

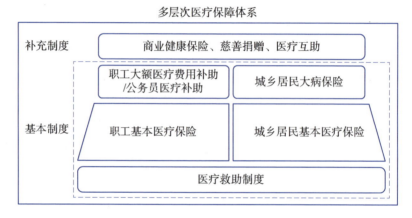

图 1-1 我国多层次医疗保障体系结构

在我国多层次医疗保障体系中，商业健康保险的功能定位是基本医疗保障制度的有益补充，其作用主要有二：一是与基本医疗保障制度相衔接互补，为重特大疾病患者提供补充保障，进一步减轻患者和家庭就医经济负担；二是丰富医疗保险产品供给和保险服务，满足群众多元化需求，提供多元化的健康保障。

二、促进商业健康保险发展的相关政策

为支持和促进商业健康保险发展，中共中央、国务院、财政部、国家税务总局、银保监会等先后出台了多项政策。本研究对 2009 年新医改以来促进商业健康保险发展的国家级和部门级文件进行了梳理，如表 1-1、表 1-2

通过政策梳理发现，长期以来我国政府鼓励商业健康保险的发展，在顶层设计上，明确了商业健康保险在多层次医疗保障体系中的重要作用，制定了商业健康保险发展的目标，并通过明确管理办法、规范监管、个人所得税减免等措施积极推动、培育现代商业健康保险的发展。

表1-1 2009—2021年中共中央、国务院发布的促进商业健康保险发展的政策文件

年份	部门	文件名	相关内容
2009	中共中央、国务院	《中共中央 国务院关于深化医药卫生体制改革的意见》（中发〔2009〕6号）	1. 加快建立和完善以基本医疗保障为主体，其他多种形式补充医疗保险和商业健康保险为补充，覆盖城乡居民的多层次医疗保障体系 2. 积极发展商业健康保险。鼓励企业和个人通过参加商业保险及多种形式的补充保险解决基本医疗保障之外的需求
2012	国务院	《国务院关于印发"十二五"期间深化医药卫生体制改革规划暨实施方案的通知》（国发〔2012〕11号）	1. 在确保基金安全和有效监管的前提下，鼓励以政府购买服务的方式，委托具有资质的商业保险机构经办各类医疗保障管理服务 2. 积极发展商业健康保险。完善商业健康保险产业政策，鼓励商业保险机构发展基本医保之外的健康保险产品，积极引导商业保险机构开发长期护理保险、特殊大病保险等险种，满足多样化的健康需求。鼓励企业、个人参加商业健康保险及多种形式的补充保险，落实税收等相关优惠政策。简化理赔手续，方便群众结算。加强商业健康保险监管，促进其规范发展
2013	国务院	《国务院关于促进健康服务业发展的若干意见》（国发〔2013〕40号）	1. 丰富商业健康保险产品。鼓励发展与基本医疗保险相衔接的商业健康保险，扩大人群覆盖面 2. 借鉴国外经验并结合我国国情，健全完善健康保险有关税收政策
2014	国务院	《国务院关于加快发展现代保险服务业的若干意见》国发〔2014〕29号	1. 发展多样化健康保险服务。鼓励保险公司大力开发各类医疗、疾病保险和失能收入损失保险等商业健康保险产品，并与基本医疗保险相衔接 2. 完善健康保险有关税收政策 3. 把商业保险建成社会保障体系的重要支柱

(续表)

年份	部门	文件名	相关内容
2014	国务院办公厅	《国务院办公厅关于加快发展商业健康保险的若干意见》（国办发〔2014〕50号）	1. 加快发展商业健康保险，有利于与基本医疗保险衔接互补、形成合力，夯实多层次医疗保障体系，满足人民群众多样化的健康保障需求 2. 把提升人民群众健康素质和保障水平作为发展商业健康保险的根本出发点、落脚点，充分发挥商业健康保险在满足多样化健康保障和服务方面的功能，建设符合国情、结构合理、高效运行的多层次医疗保障体系
2016	中共中央、国务院	《"健康中国2030"规划纲要》	1. 健全以基本医疗保障为主体、其他多种形式补充保险和商业健康保险为补充的多层次医疗保障体系 2. 积极发展商业健康保险：落实税收等优惠政策，鼓励企业、个人参加商业健康保险及多种形式的补充保险 3. 到2030年，现代商业健康保险服务业进一步发展，商业健康保险赔付支出占卫生总费用比重显著提高
2017	国务院办公厅	《国务院办公厅关于支持社会力量提供多层次多样化医疗服务的意见》（国办发〔2017〕44号）	1. 丰富健康保险产品，大力发展与基本医疗保险有序衔接的商业健康保险。加强多方位鼓励引导，积极发展消费型健康保险 2. 建立经营商业健康保险的保险公司与社会办医疗机构信息对接机制，方便患者通过参加商业健康保险解决基本医疗保险覆盖范围之外的需求 3. 鼓励商业保险机构和健康管理机构联合开发健康管理保险产品，加强健康风险评估和干预。支持商业保险机构和医疗机构共同开发针对特需医疗、创新疗法、先进检查检验服务、利用高值医疗器械等的保险产品。加快发展医疗责任保险、医疗意外保险等多种形式的医疗执业保险 4. 推动商业保险机构遵循依法、稳健、安全原则，以战略合作、收购、新建医疗机构等方式整合医疗服务产业链，探索健康管理组织等新型健康服务提供形式 5. 落实推广商业健康保险个人所得税税前扣除政策

(续表)

年份	部门	文件名	相关内容
2020	中共中央、国务院	《关于深化医疗保障制度改革的意见》	1. 促进多层次医疗保障体系发展。促进各类医疗保障互补衔接,提高多元医疗需求保障水平。加快发展商业健康保险,丰富健康保险产品供给,用足用好商业健康保险个人所得税政策,研究扩大保险产品范围 2. 到 2030 年,全面建成以基本医疗保险为主体,医疗救助为托底,补充医疗保险、商业健康保险、慈善捐赠、医疗互助共同发展的医疗保障制度体系

表 1-2 2015—2021 年促进商业健康保险发展的部门政策文件

年份	部门	文件名	相关内容
2015	财政部,国家税务总局,保监会	《关于开展商业健康保险个人所得税政策试点工作的通知》(财税〔2015〕56 号)	对试点地区个人购买符合规定的商业健康保险产品的支出,允许在当年(月)计算应纳税所得额时予以税前扣除,扣除限额为 2 400 元/年(200 元/月)
2015	财政部,国家税务总局,保监会	《关于实施商业健康保险个人所得税政策试点的通知》(财税〔2015〕126 号)	1. 确定试点地区 2. 对试点地区个人购买符合规定的健康保险产品的支出,按照 2 400 元/年的限额标准在个人所得税前予以扣除
2017	财政部,税务总局,保监会	《关于将商业健康保险个人所得税试点政策推广到全国范围实施的通知》(财税〔2017〕39 号)	1. 自 2017 年 7 月 1 日起,将商业健康保险个人所得税试点政策推广到全国范围实施 2. 个人购买符合规定的商业健康保险产品的支出,允许在当年(月)计算应纳税所得额时予以税前扣除,扣除限额为 2 400 元/年(200 元/月)
2019	中国银行保险监督管理委员会	《健康保险管理办法》(中国银行保险监督管理委员会令 2019 年第 3 号)	明确健康保险经营管理、产品管理、销售管理、准备金评估,健康管理服务与合作、再保险管理及法律责任

(续表)

年份	部门	文件名	相关内容
2020	中国银保监会等13个部门	《关于促进社会服务领域商业保险发展的意见》（银保监发〔2020〕4号）	1. 扩大商业健康保险供给。坚持健康保险保障属性，引导商业保险机构创新完善保障内容，提高保障水平和服务能力。鼓励商业保险机构适应消费者需求，提供包括医疗、疾病、康复、照护、生育等多领域的综合性健康保险产品和服务。用足用好商业健康保险个人所得税优惠政策，适时扩大相关保险产品范围。逐步将医疗新技术、新药品、新器械应用纳入健康保险保障范围，引导商业保险机构开发与癌症筛查、诊断和治疗相关的产品，支持医学创新，服务国家"癌症防治实施方案"。鼓励商业保险机构参与博鳌乐城国际医疗旅游先行区建设，提供与医疗旅游相衔接的健康保险服务。加快发展医疗责任保险、医疗意外保险，研究开发疫苗接种不良反应补偿保险。力争到2025年，商业健康保险市场规模超过2万亿元，成为中国特色医疗保障体系的重要组成部分 2. 提升商业保险机构参与医保服务质效。完善商业保险机构承办城乡居民大病保险运行及监管机制，提升服务水平，积极参与医保控费，推动减少"因病致贫、因病返贫"。鼓励商业保险机构经办基本医保、医疗救助等，提供优质服务。探索将商业健康保险信息平台与国家医疗保障信息平台按规定推进信息共享，强化医疗健康大数据运用，推动医疗支付方式改革，更好服务医保政策制定和医疗费用管理。鼓励商业保险机构参与国家长期护理保险试点
2021	中国银保监会办公厅	《关于规范短期健康保险业务有关问题的通知》（银保监办发〔2021〕7号）	规范各保险公司短期健康保险业务经营管理行为

第二节 我国商业健康保险发展现况

一、商业健康保险的内涵

2019 年中国银行保险监督管理委员会发布的《健康保险管理办法》指出[①]，我国商业健康保险是指保险公司对被保险人因健康原因或者医疗行为的发生给付保险金的保险。商业健康保险根据保障责任的不同分为 5 类，包括医疗保险、疾病保险、失能收入损失保险、护理保险和医疗意外保险（图1-2）。

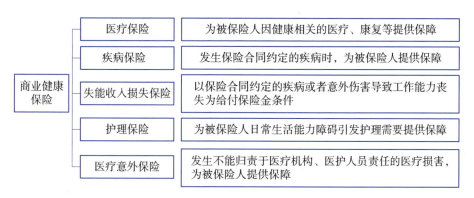

图 1-2 我国商业健康保险分类

---

① 中国银行保险监督管理委员会令 2019 年第 3 号．健康保险管理办法［EB/OL］．2020-01-14. http://www.gov.cn/gongbao/content/2020/content_5477318.htm.

医疗保险和疾病保险是最常见的商业健康保险类型。医疗保险是指为被保险人因健康相关的医疗、康复等提供保障，依据发生的医疗费用给予经济补偿，多为费用补偿型。疾病保险是在发生保险合同约定的疾病时，为被保险人提供保障，多为定额给付型。据统计，2019年全国疾病保险和医疗保险产品占商业健康保险产品总数的98%[①]。

二、全国商业健康保险发展总体情况

（一）健康保险收入与赔付

2020年，我国商业健康保险收入和赔付支出总额分别为8 172.71亿元和2 921.16亿元，2009—2020年，年均增长率分别为27.31%和26.66%。商业健康保险的赔付率在近10年中呈现先下降后上升的趋势，2020年，赔付率仅为35.74%（表1-3、图1-3）。

表1-3 2009—2020年我国商业健康保险的收入、赔付金额与赔付率

年份	保费收入/亿元	赔付支出/亿元	赔付率/%
2009	573.98	217.03	37.81
2010	677.47	264.02	38.97
2011	691.72	359.67	52.00
2012	862.76	298.17	34.56
2013	1 123.50	411.13	36.59
2014	1 587.18	571.16	35.99
2015	2 410.47	762.97	31.65
2016	4 042.50	1 000.75	24.76
2017	4 389.46	1 294.77	29.50
2018	5 448.13	1 744.34	32.02
2019	7 066.00	2 351.00	33.27
2020	8 172.71	2 921.16	35.74
年增长率/%	27.31	26.66	—

数据来源：中国银行保险监督管理委员会官网。

---

① 许飞琼. 中国多层次医疗保障体系建设现状与政策选择[J]. 中国人民大学学报,2020,34(5)：15-24.

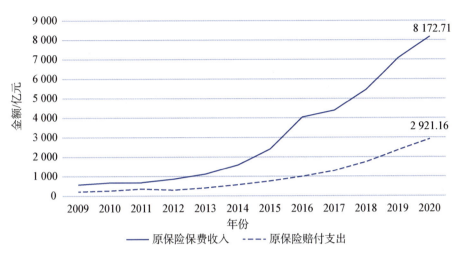

图 1-3 2009—2020 年我国商业健康保险的收入与赔付额变化趋势

(二) 商业健康险赔付总额占卫生总费用的比例

2019 年,我国商业健康保险赔付总额为 2 351 亿元,占当年卫生总费用的 3.57%。2009—2019 年,除少数年份外,我国商业健康险赔付总额占卫生总费用的比重总体呈上升趋势,尤其是 2017—2019 年该比例增加明显(表 1-4、图 1-4)。

表 1-4 2009—2019 年我国商业健康保险赔付总额占卫生总费用的比重

年份	保险赔付支出/亿元	卫生总费用/亿元	占比/%
2009	217.03	17 541.92	1.24
2010	264.02	19 980.39	1.32
2011	359.67	24 345.91	1.48
2012	298.17	28 119.00	1.06
2013	411.13	31 668.95	1.30
2014	571.16	35 312.40	1.62
2015	762.97	40 974.64	1.86
2016	1 000.75	46 344.88	2.16
2017	1 294.77	52 598.28	2.46
2018	1 744.34	59 121.91	2.95
2019	2 351.00	65 841.39	3.57

数据来源:1. 中国银行保险监督管理委员会官网;2. 国家统计局官网。

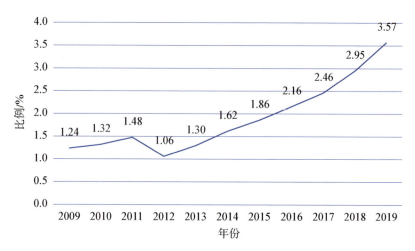

图 1-4　2009—2019 年我国健康险赔付总额占卫生总费用的比例

（三）健康保险的深度和密度

1. 保险深度

保险深度是特定国家或地区保费收入占该国或地区国内生产总值（GDP）的比重，反映该地健康保险业在国民经济中的地位。计算公式如下：

$$保险深度 = \frac{统计区当年保费收入}{统计区当年国内生产总值}$$

2009—2020 年我国商业健康保险深度稳步提升。近 5 年增长明显，2020 年，我国商业健康保险深度为 0.80%（表 1-5）。与典型国家相比，我国商业健康保险的深度处于中等水平，高于英国和德国，低于法国和美国，与加拿大相比有较大差距（图 1-5）。

表 1-5　2009—2020 年我国商业健康保险深度

年份	保费收入/亿元	GDP/亿元	保险深度/%
2009	573.98	348 517.7	0.16
2010	677.47	412 119.3	0.16
2011	691.72	487 940.2	0.14
2012	862.76	538 580.0	0.16

(续表)

年份	保费收入/亿元	GDP/亿元	保险深度/%
2013	1 123.50	592 963.2	0.19
2014	1 587.18	643 563.1	0.25
2015	2 410.47	688 858.2	0.35
2016	4 042.50	746 395.1	0.54
2017	4 389.46	832 035.9	0.53
2018	5 448.13	919 281.1	0.59
2019	7 066.00	986 515.2	0.72
2020	8 172.71	1 015 986.2	0.80

数据来源：1. 中国银行保险监督管理委员会官网；2. 国家统计局官网。

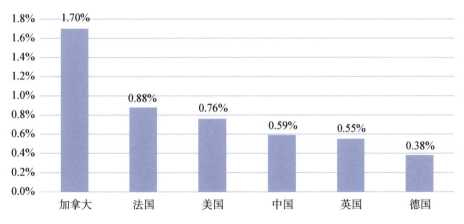

图1-5 2018年我国和典型国家商业健康保险深度比较

2. 保险密度

保险密度是根据特定国家或地区常住人口计算的人均投保水平，反映一个国家或地区保险的普及程度以及保险业的整体发展水平。计算公式如下：

$$保险密度 = \frac{统计区当年保费收入}{统计区当年常住人口}$$

2009—2019年，我国商业健康保险密度不断提高，年均增长率为27.9%，2019年达584元。人均商业健康保险筹资占可支配收入的比例呈上升趋势，2019年为1.9%（表1-6）。

表 1-6　2009—2019 年我国商业健康保险密度

年份	原保费收入/亿元	常住人口/亿人	保险密度/元	人均可支配收入/元	人均商业健康保险筹资占可支配收入的比例/%
2009	573.98	13.35	43	—	—
2010	677.47	13.41	51	—	—
2011	691.72	13.47	51	—	—
2012	862.76	13.54	64	—	—
2013	1 123.50	13.61	83	18 311	0.45
2014	1 587.18	13.68	116	20 167	0.58
2015	2 410.47	13.75	175	21 966	0.80
2016	4 042.50	13.83	292	23 821	1.23
2017	4 389.46	13.90	316	25 974	1.22
2018	5 448.13	13.95	390	28 228	1.38
2019	7 066.00	14.00	584	30 733	1.90

数据来源：1. 中国银行保险监督管理委员会官网；2. 国家统计局官网。

三、重点省份商业健康保险发展情况

为分析我国重点省份商业健康保险的发展情况，本研究选取了保费收入位居前列的省市，并综合考虑经济发展水平与地域分布，将广东、山东、江苏、河南、北京、浙江、四川和上海 8 个省（直辖市）作为重点省市。

（一）商业健康保险保费收入及其增长趋势

2020 年，8 个重点省市商业健康保险保费收入之和占全国健康保险保费收入总额的半数以上。其中，广东省保费收入最高，达 1 041.32 亿元，占全国商业健康保险收入的 12.74%。2009—2020 年，8 个省市的商业健康保险保费收入均快速增长，6 个省市的保费收入年均增长率超过全国平均水平（27.31%）；其中，河南省的增速最快，年均增长率达 31.69%（表 1-7～1-8、图 1-6～1-7）。

第一章　多层次保障体系下商业健康保险发展的政策环境与机遇　　015

表1-7　2020年重点省市商业健康保险保费收入及其占比

省（直辖市）	保费收入/亿元	占全国商业健康保险收入比重/%
广东	1 041.32	12.74
山东	709.38	8.68
江苏	586.00	7.17
河南	514.58	6.30
北京	461.55	5.65
浙江	414.05	5.07
四川	408.87	5.00
上海	280.92	3.44
其他省市	3 756.05	45.96

数据来源：中国银行保险监督管理委员会官网。

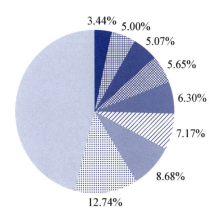

图1-6　2020年全国重点省市商业健康保险保费收入分布

表1-8　2009—2020年重点省市商业健康保险保费收入情况

年份	全国	广东	山东	江苏	河南	北京	浙江	四川	上海
2009/亿元	573.98	60.63	47.01	39.45	24.91	56.83	29.07	28.55	41.67
2010/亿元	677.47	74.93	55.77	44.39	31.03	63.97	30.82	34.29	49.04
2011/亿元	691.72	85.03	53.37	47.93	28.31	66.32	32.81	34.07	46.51
2012/亿元	862.76	106.18	65.48	59.29	37.10	80.06	42.50	41.90	57.48
2013/亿元	1 123.50	131.29	88.82	76.41	49.49	105.68	54.64	51.87	67.85
2014/亿元	1 587.18	181.38	131.58	112.27	79.05	149.16	74.18	75.49	82.46
2015/亿元	2 410.47	310.52	175.84	179.58	111.44	243.32	112.79	122.14	116.43

(续表)

年份	全国	广东	山东	江苏	河南	北京	浙江	四川	上海
2016/亿元	4 042.50	723.85	296.45	388.53	151.10	323.18	213.47	225.75	191.77
2017/亿元	4 389.46	527.79	358.69	354.60	240.54	301.83	238.33	234.84	213.09
2018/亿元	5 448.13	648.14	474.57	395.04	369.17	315.90	264.60	259.89	215.61
2019/亿元	7 066.00	857.00	600.00	509.00	468.00	401.00	329.00	348.00	265.00
2020/亿元	8 172.71	1 041.32	709.38	586.00	514.58	461.55	414.05	408.87	280.92
年增长率/%	27.31	29.50	27.98	27.80	31.69	20.97	27.31	27.38	18.94

数据来源：中国银行保险监督管理委员会官网。

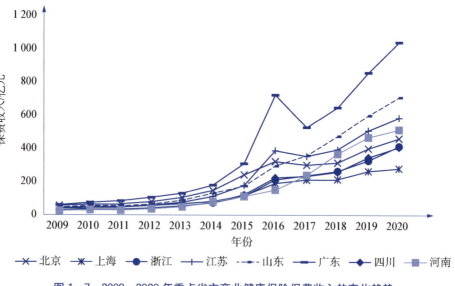

图1-7 2009—2020年重点省市商业健康保险保费收入的变化趋势

（二）商业健康保险的深度和密度

1. 保险深度

2009—2019年，各重点省市商业健康保险深度波动上升。2019年，北京市商业健康保险深度最高，达到1.13%；其次为河南省和山东省，分别为0.87%和0.85%（表1-9、图1-8）。

表1-9　2009—2019年重点省市商业健康保险深度情况（单位：%）

年份	全国	广东	山东	江苏	河南	北京	浙江	四川	上海
2009	0.16	0.15	0.16	0.11	0.13	0.44	0.13	0.20	0.26
2010	0.16	0.16	0.16	0.11	0.14	0.43	0.11	0.20	0.27
2011	0.14	0.16	0.14	0.10	0.11	0.39	0.10	0.16	0.23
2012	0.16	0.19	0.15	0.11	0.13	0.42	0.12	0.18	0.27
2013	0.19	0.21	0.19	0.13	0.16	0.50	0.15	0.20	0.29
2014	0.25	0.27	0.26	0.17	0.23	0.65	0.19	0.26	0.33
2015	0.35	0.42	0.32	0.25	0.30	0.98	0.26	0.40	0.43
2016	0.54	0.88	0.50	0.50	0.38	1.20	0.45	0.68	0.64
2017	0.53	0.58	0.57	0.41	0.54	1.01	0.45	0.62	0.65
2018	0.59	0.65	0.71	0.42	0.74	0.95	0.46	0.61	0.60
2019	0.72	0.79	0.85	0.52	0.87	1.13	0.53	0.75	0.70

数据来源：1. 中国银行保险监督管理委员会官网；2. 国家统计局官网。

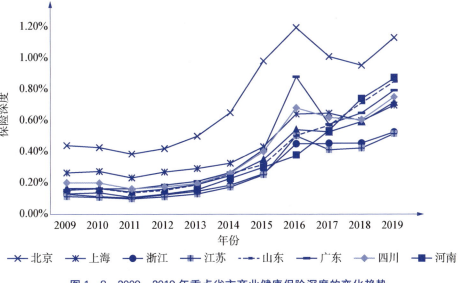

图1-8　2009—2019年重点省市商业健康保险深度的变化趋势

2. 保险密度

2009—2019年，我国重点省市商业健康保险密度呈增长趋势，年均增长率为20%～30%。2019年，8个省市商业健康保险密度均超过400元。其中，北京和上海保险密度明显高于其他省份，分别达到1823元与1104元（表1-10、图1-9）。

表 1-10　2009—2019 年重点省市商业健康保险密度情况

年份	全国	广东	山东	江苏	河南	北京	浙江	四川	上海
2009/元	43	60	49	51	26	306	55	35	189
2010/元	51	72	58	56	33	326	57	43	213
2011/元	51	81	56	61	30	329	60	42	202
2012/元	64	100	68	75	39	387	77	52	240
2013/元	83	124	92	96	53	500	99	64	283
2014/元	116	170	134	141	84	693	135	93	344
2015/元	175	288	179	225	117	1 121	205	149	485
2016/元	292	658	299	486	159	1 487	381	272	799
2017/元	316	471	359	442	251	1 390	418	283	888
2018/元	390	574	475	491	385	1 466	464	313	898
2019/元	584	745	594	628	488	1 823	558	414	1 104
年增长率/%	29.80	28.64	28.21	28.53	33.95	19.55	26.10	28.10	19.28

数据来源：1. 中国银行保险监督管理委员会官网；2. 国家统计局官网。

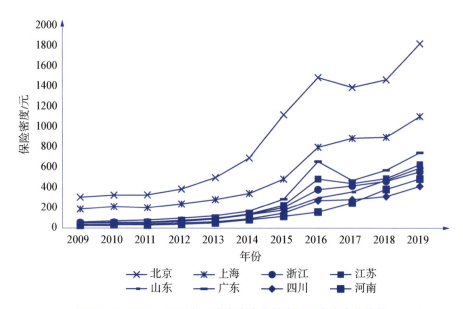

图 1-9　2009—2019 年重点省市商业健康保险密度变化趋势

第三节　我国商业健康保险发展的机遇和挑战

一、商业健康保险发展的机遇

（一）全民医保制度下人民群众的多元医药服务需求不断增长，保障不平衡不充分的问题有待通过商业保险等形式提供补充保障

我国全民医保体系已初步形成，建立了世界上最大的基本医疗保障网。截至 2020 年底，我国基本医疗保险参保人数超过 13.6 亿人，参保覆盖面稳定在 95% 以上。随着基本医疗保险制度 20 多年的发展，人民群众的医疗保险意识明显增强，对医药服务的需求持续增长。

然而，基本医疗保险制度定位于"保基本"。在当前保障制度下，部分群众尤其是重特大疾病患者的疾病经济负担仍较重，患者家庭因病致贫、返贫的情况仍时有发生。研究表明，2000—2020 年的 20 年间，尽管基本医疗保险制度的发展有效缓解了居民家庭灾难性卫生支出，然而灾难性卫生支出的总体发生率仍高达 13.6%[1]；慢性病患者家庭灾难性卫生支出的发生率高于无慢性病患者家庭[2]；肿瘤患者家庭灾难性卫生支出的发生率高达 95% 以上[3]。同时，人民

---

[1] Li F, Wu Y, Yuan Q, et al. Do health insurances reduce catastrophic health expenditure in China? A systematic evidence synthesis [J]. PLoS One, 2020, 15 (9): e0239461.

[2] 赵钦风, 李佳婧, 焦晨, 等. 慢性病患者家庭发生灾难性卫生支出研究 [J]. 卫生经济研究, 2021, 38 (02): 7-10.

[3] Leng A, Jing J, Nicholas S, et al. Catastrophic health expenditure of cancer patients at the end-of-life: a retrospective observational study in China [J]. BMC Palliat Care, 2019, 18 (1): 43.

群众对于高质量医药卫生服务的多元化需求，无法在以"保基本""促公平"为原则的基本医疗保险中得到充分满足。

从国际经验来看，即使是福利水平较高的发达国家，也并非由税收筹资或社会保险覆盖全部医疗服务或医疗费用，而是通过商业医疗保险等形式进一步降低患者经济负担、满足患者多层次需求。因此，面对人民群众不断增长的重特大疾病保障和多层次、高质量医药服务的需求，商业健康保险可以提供补充性保障，同时也能获得相应的市场发展空间，从而实现"双赢"目标。

（二）待遇清单制度下，保障参保者待遇稳定性和支持地方医药产业创新发展是对商业健康保险的现实诉求

为实现公平适度保障，我国实行医疗保障待遇清单制度。2019年7月，国家医保局发布《关于建立医疗保障待遇清单管理制度的意见（征求意见稿）》，提出"医疗保障待遇清单采取目录管理"。在药品目录方面，"国家统一制定国家基本医疗保险药品目录，各地严格按照国家基本医疗保险药品目录执行，原则上不得自行制定目录或用变通的方法增加目录内药品"。2019年8月，国家医疗保障局、人力资源社会保障部印发《国家基本医疗保险、工伤保险和生育保险药品目录》（医保发〔2019〕46号），进一步明确要求"各地应严格执行《药品目录》，不得自行制定目录或用变通的方法增加目录内药品，也不得自行调整目录内药品的限定支付范围。对于原省级药品目录内按规定调增的乙类药品，应在3年内逐步消化"。省级医疗保障部门仅有权限根据当地的基金负担能力及用药需求，调整民族药品、中药饮片和医院制剂目录。2020年3月《中共中央 国务院关于深化医疗保障制度改革的意见》提出"各地区不得自行制定目录或调整医保用药限定支付范围，逐步实现全国医保用药范围基本统一"。2020年7月，国家医保局发布的《基本医疗保险用药管理暂行办法》进一步明确了上述要求。

医疗保障待遇清单制度对于提高全国层面医疗保障待遇的公平性、缩小地区间待遇差距具有重要作用，然而也给各省医保待遇管理和支持地方医药产业发展带来了挑战。在待遇清单制度下，各省已不再具有调整基本医疗保险药品目录的权限，前期省级医保管理部门通过医保目录优先准入方式对本地生物医药企业的创新性产品给予政策性支持,已缺乏可操作的制度环境。而更大的挑战在于,按照规定原省级药品目录内调增的乙类药品应在3年内逐步消化,即2022年前除通过动态调整机制纳入国家医保目录的药品外,其余各省调增的乙类药品均需退出目录。这不仅对各省本地生物医药企业带来影响,也会直接导致参保者福利待遇和获得感的下降,影响医保制度的稳定性和可持续性。因此,亟待探索新的保障机制,如商业健康保险等,对填补临床用药空白和参保者需求强烈的创新生物医药产品给予保障,这将在很大限度上保障参保者医保待遇的稳定性以及对高价值创新药品的可及性,并促进医、药、保各产业的协同发展。

(三)互联网技术的发展助推商业健康保险提升产品创新性和可及性

2015年,《国务院关于积极推进"互联网+"行动的指导意见》(国发〔2015〕40号)提出,"互联网+"把互联网的创新成果与经济社会各领域深度融合,推动技术进步、效率提升和组织变革,有利于重塑创新体系、激发创新活力、培育新兴业态和创新公共服务模式。

随着互联网技术的快速发展,商业保险行业发展迎来了新的发展机遇,互联网健康保险的创新发展不断推进。近年来,保险公司与互联网公司联手,推出"微医保""好医保"等百万健康险产品,以低保费、高保额和增值服务吸引消费者投保,成为商业健康保险新的增长点。当前,借助互联网平台的优势,可以使更广大的消费者便捷地了解商业健康保险产品信息、购买产品以及获得高效优质的医药服务;同时,民众的保险意识也随着互联网保险的发展而得到不断增强。今后,随着互联网与商业保险、医疗卫生服务的深度融合,人们将利用互联网、医疗大数据等手段共享医药卫生服务信息,设计和开发出更有针对性、创新性的商业健康保险产品,更好地为人民群众提供多层次的医疗保障。

二、商业健康保险发展面临的挑战

近年来,我国商业健康保险业务持续发展,保费收入与支出快速增长,然而这并未改变商业健康保险发展滞后的格局。在我国多层次医疗保障体系构建的过程中,面对着新的发展机遇,商业健康保险仍面临诸多挑战。

(一)商业健康保险承担的卫生筹资功能较弱,与基本医疗保险衔接不紧密,在多层次医疗保障体系中的作用仍有限

近年来,我国商业健康保险赔付总额占卫生总费用的比重不断提高,然而从绝对值看仍较低。2019年,商业健康保险赔付总额占卫生总费用的比重仅为3.57%,商业健康保险所承担的卫生筹资功能较弱。保险密度和深度与国际上实施社会医疗保险的国家相比仍有差距。

商业健康保险作为医疗保障体系的重要组成,理应在降低居民个人医疗费用负担、满足多元化需求方面发挥重要作用。然而,目前商业健康保险与基本医疗保险缺乏衔接和整合[1],商业健康保险产品无法较好地满足群众需求;商业健康保险赔付率仅在35%左右,远低于发达国家商业健康保险的赔付率,财务风险分担和补充保障的作用仍有限。

(二)商业保险公司尚未发展为专业化的经营模式,核心竞争力不足

我国商业健康保险没有施行分业经营,专业健康保险公司、寿险公司和财险公司均可以经营健康保险业务。目前,已有百余家保险公司开展了商业健康保险。虽然商业健康保险经营主体日益增多,然而专业健康保险公司数量有限。专业健康保险公司由于成立时间短,企业规模小,代理人队伍薄弱,销售渠道的发展也不够成熟,业务拓展能力有限,其产品市场份额较低[2]。

在经营方式上,一些寿险公司仍将商业健康保险作为寿险的附加险种,核保和理赔也沿用寿险的方式,缺乏专业化运营[3]。健康保险与寿险、财产险在精算原理、风险评估、风险控制技术、管理与服务等方面存在明显差异,需要

---

[1] 黄德斌,黄洋. 成都市完善多层次医疗保障体系的进程与实效分析[J]. 中国医疗保险,2018(10):44-46,50.
[2] 于保荣,田畅,柳雯馨. 我国商业健康保险的现状及发展战略研究[J]. 卫生经济研究,2018(8):11-14,18.
[3] 荆涛,杨舒. 商业健康保险在多层次医疗保障体系中的地位与发展现状[J]. 中国医疗保险,2016(6):18-22.

专业的人才、独立的管理体系和专门的风险管理技术。专业化经营模式尚未成形,且缺乏专业核心技术以及产品和服务的创新。

(三)保险产品同质化严重、创新不足,存在无序竞争

当前,市场上的商业健康保险产品同质化严重,缺乏创新。一方面,由于前述商业保险公司尚未实现专业化经营的原因,健康保险产品设计仍较多地沿用人身险的开发思路,专业化水平不高。另一方面,由于缺乏本地区的疾病发病率和医疗服务费用等数据基础,产品设计难度加大。不同公司设计的同类险种产品普遍存在保险责任相近、保险模式单一等情况,产品同质化严重。本可以依托互联网平台和大数据进行的保险产品创新,如基于大数据的产品精准设计、定价与风险控制,基于远程医疗、可穿戴设备的健康管理服务等,尚未充分得到开发,明显落后于发达国家。

在产品同质化的情况下,各保险公司往往采用价格战方式争夺市场份额。尤其是在"互联网+健康保险"快速增长的背景下,一个产品全国通用,地方针对性不足,管理粗放,价格战激烈,甚至出现恶性竞争的现象[①]。

上述这些问题和挑战阻碍了商业健康保险在我国多层次医疗保障体系中补充保障作用的发挥,亟待突破瓶颈和障碍,寻找适宜的发展路径,推进商业健康保险的高质量发展。

---

① 许飞琼. 中国多层次医疗保障体系建设现状与政策选择[J]. 中国人民大学学报,2020,34(5):15-24.

第二章 我国普惠型商业医疗保险发展现况

第一节　普惠型商业医疗保险的内涵和特征

一、普惠型商业医疗保险的内涵

(一) 普惠金融

2005年，联合国为实现"千年发展目标"中"根除极度贫困和饥饿"的目标，首次提出了"普惠金融（inclusive finance）"概念。普惠金融是指立足机会平等和商业可持续原则，以可负担的成本为有金融服务需求的社会各阶层和群体提供适当、有效的金融服务，包括贷款、储蓄及保险等。

2013年11月，党的十八届三中全会通过的《中共中央关于全面深化改革若干重大问题的决定》正式提出"发展普惠金融"。2015年12月，国务院制定《推进普惠金融发展规划（2016—2020年）》，提出普惠金融的基本原则，包括机会平等、惠及民生，以增进民生福祉为目的，让所有阶层和群体能够以平等的机会、合理的价格享受到符合自身需求特点的金融服务。农民、城镇低收入人群、贫困人群和残疾人、老年人等特殊群体是当前我国普惠金融重点服务对象。

(二) 普惠型商业医疗保险

目前，我国保险市场上出现的老百姓俗称"惠民保"的商业医疗保险产品，在官方政策文件中尚没有统一的名称。2020年11月，中国银保监会《关于规范保险公司城市定制型商业医疗保险业务的通知（征求意见稿）》中将此类保险命名为"**城市定制型商业医疗保险**"。

本研究采用"普惠型商业医疗保险"的表述，这一名称来源于"普惠金融"，秉承机会平等、惠及民生的原则，是"普惠"理念在商业医疗保险领域的应用。为清晰界定本研究的对象和范畴，本研究将普惠型商业医疗保险（以下简称"普惠型商保"）定义为：**由商业保险公司主办、基本医疗保险的参保者自愿缴费参加，针对特定区域人群设计的、参保前置条件较少、保费较低、与当地基本医疗保险的保障范围相衔接、对参保者基本医疗保险范围内自负费用和（或）范围外自费费用提供补偿的保险。**

二、普惠型商业医疗保险的特征

普惠型商业医疗保险是一种新型保险产品。它既不同于以往商业保险公司经办的大病保险，又不同于传统商业医疗保险的运行模式（表2-1），呈现出鲜明的"普惠"特征，可归纳如下。

表2-1 普惠型商保、大病保险和商业健康保险的比较

方面	普惠型商保	城乡居民大病保险	一般商业健康保险
参保方式	自愿性	强制性	自愿性
参保条件	基本医保参保者，不限年龄、职业，对既往症限制较少	居民医保参保者，不限年龄、职业、既往症	对年龄、职业有限制，有既往症者不可参保
保费水平	较低，统一费率	较低，统一费率	较高，分年龄段风险保费
筹资方式	个人缴费，部分地区可使用基本医保个人账户	从基本医保基金划拨	个人缴费
运行机构	商业保险公司	医保部门主办，商保公司经办	商业保险公司
保障内容	主要为基本医保支付范围内住院自付费用和特定高额药品费用；对既往症费用可投保，但不报销或降低报销比例	基本医保支付范围内高额医疗服务和药品费用	按合同约定的保障范围，可保障基本医保支付范围内、支付范围外的医疗费用。核保条件严格，除外既往症
补偿方式	费用补偿	费用补偿	费用补偿或定额给付

第一，保费较低，不设风险保费。传统的商业医疗保险保费较高，实行风险保费，即保费与被保险人的风险程度相关联。普惠型商业医疗保险的保费较低，大多数产品的保费只有50~100元；且采取社区费率，即每个参保者缴纳相同的保险费，而非按个人的风险程度制定费率。少数地区实施分年龄组的差异化费率，主要按照是否为老年人来进行区分，分组较少，且组间保费差距较小，可视为是具有一定风险调整的社区费率。这样的保费水平为普通家庭所能承受，与以往商业保险产品相比更具有经济可负担性。

第二，参保条件限定较少，覆盖人群广泛。普通商业医疗保险往往有风险选择行为，对于参保条件设置较为严格的限定，如年龄、既往症、风险职业等。普惠型医保对参保条件限定较少，主要体现在：①对参保者年龄无限制，各年龄均可参保。②对参保者既往症无限制，大部分方案允许带病参保，但既往症相关费用不予报销；少数方案允许带病参保，且既往症相关费用可以报销或降低比例报销。③对参保者职业无限制，包括高风险职业在内的各职业人群均可参保。相对宽松的参保条件意味着普惠型商保不拒绝有意向的参保者，使以往被商业医疗保险排除在外的老年人、既往症人群以及职业风险人群等都能被纳入参保，有利于扩大人群覆盖面。

第三，保障范围与基本医疗保险相衔接，保障额度高。普惠型商保的保障范围设计注重与基本医疗保险待遇的互补衔接，针对患者在基本医保补偿后费用负担的主要来源，重点保障基本医保支付范围内的自付费用以及支付范围外的特定高额药品费用。普惠型商保通常对不同保障范围设定分项或总额封顶线，累计保障额度通常高达百万元。与基本医疗保险互补的保障范围和较高的封顶线，成为普惠型商保吸引参保的亮点。

第四，政府给予一定支持。由于普惠型商保具有上述鲜明的"普惠"特色，与以往的商业医疗保险产品相比，普惠型商保更具有发挥补充保障作用的优势。许多地方政府部门对这一新兴的保险类型给予了特定支持，如指导产品设计、宣传推广、数据支持等，部分地区还允许职工使用基本医保个人账户购买普惠型商保。尽管各地政府部门的支持方式和程度有差别，但政府部门的支持行为都在一定限度上向社会公众释放出官方"背书"的信号，使普惠型商保相较于其他商保产品更易获得公众的认可和信任。

第二节　普惠型商业医疗保险的地区和人群覆盖

截至 2021 年 1 月 31 日，全国共有 23 个省（直辖市、自治区）实施了 103 款普惠型商业医疗保险，其中 7 款普惠型商保含有多个不同层次的保障方案。本研究将同一保险名称下的不同保障方案作为不同的保险产品，且不包含 360 城惠保系列、全民普惠保等全国可保、非定制型的保险，共计有 114 种普惠型商保方案被纳入。本研究收集各普惠型商保方案的基本情况，包括参保条件、筹资标准、保障待遇、组织运行等信息，资料来源主要为省市政府相关部门的官方网站、普惠型商保官方公众号、小程序等；并通过二手数据收集和专题调研获得各普惠型商保方案的参保人数。以下对普惠型商保情况进行汇总分析，时间节点为 2021 年 1 月底。

一、普惠型商保的地区覆盖情况

截至 2021 年 1 月 31 日，全国共有 17 种省级普惠型商保，覆盖 9 个省和 3 个直辖市；共有 97 种市级普惠型商保，覆盖 70 个地级市。普惠型商保分布较为广泛，覆盖 23 个省（直辖市、自治区），西北地区省份覆盖较少（表 2-2）。

从各省普惠型商保覆盖的城市来看，广东、江苏、浙江、四川 4 省的城市覆盖面较广。其中，广东省的市级商保覆盖的城市数最多，为 14 个；江苏省的市级商保覆盖率最高，覆盖了 11 个城市，城市覆盖率达到 84.6%。中部地区省份的普惠型商保以省级保险和省会城市市级保险为主。

从各地普惠型商保方案的多样性来看，有 4 个省（直辖市）和 18 个地级市发布了 2 种及以上的普惠型商保方案。从省级商保而言，海南、湖南及天津均有 2 种商保方案，山东有 3 种商保方案；从市级商保而言，梅州市有 4 种商保方案，南京、德阳、常州、杭州、宁波、福州及大连 7 市均有 3 种商保方案，苏州、盐城、亳州、阜阳、广州、东莞、惠州、厦门、长沙及烟台 10 市均有 2 种商保方案，为参保者提供了多样性的选择。

表 2-2　全国各省（自治区、直辖市）普惠型商业医疗保险的覆盖情况

区域	省（自治区、直辖市）	省级商保方案数量/种	市级商保方案数量/种	市级商保城市数量/个
东部	北京	1	—	—
	天津	2	—	—
	河北	1	1	1
	辽宁	0	6	4
	江苏	0	17	11
	浙江	0	12	8
	福建	1	5	2
	山东	3	4	3
	广东	0	20	14
	海南	2	0	0
中部	山西	1	0	0
	黑龙江	0	1	1
	安徽	1	7	5
	江西	0	1	1
	河南	1	4	4
	湖北	0	1	1
	湖南	2	5	4
西部	重庆	1	—	—
	广西	1	1	1
	四川	0	8	6
	贵州	0	2	2
	云南	0	1	1
	宁夏	0	1	1
全国		17	97	70

注：表格统计截至 2021 年 1 月 31 日。

二、普惠型商保的人群覆盖情况

为了解全国普惠型商保的人群覆盖情况，本研究从多个渠道收集参保人数信息，包括：通过调研从相关省市的医保部门和保险公司获取一手数据；通过查阅各普惠型商保微信公众号公告、新闻媒体报道等收集二手信息。共收集到全国111种普惠型商保方案的参保人数。

截至2021年1月31日，全国普惠型商保共覆盖5 537万人，各保险参保人数的中位数为22万人，均数为49.9万人（表2-3）。具体而言，省级普惠型商保中，参保人数中位数为63万人，均数为78.9万人；重庆渝惠保覆盖人数最多，约287万人。

表2-3 全国普惠型商保的参保人数情况

保险层次	商保数/种	总参保人数/万人	每险种参保人数/万人		最高参保人数/万人
			中位数	均数	
总体	111	5 537.0	22	49.9	350
省级	17	1 341.6	63	78.9	287
市级	94	4 195.4	20	44.6	350

注：共统计111种普惠型商保的参保人数，截至2021年1月31日。

在市级普惠型商保中，参保人数的中位数为20万人，均数为44.6万人；其中，广州穗岁康覆盖人数最多，为350万人。覆盖人数超过50万的商保共有26种，超过100万的商保有16种，超过200万的商保有3种（表2-4）。从参保率上看，市级普惠型商保中参保率超过20%的有7种，超过50%的有3种，超过70%的有2种。

表2-4 参保人数超过50万的市级普惠型商保

参保人数/万人	商保数量	商保名称
50~100	10	茂名全民保、蚌惠保、甬惠保、广州惠民保、温州惠医保、齐鲁保、杭州市民保、越惠保、阜阳惠皖保基础款、阜阳惠皖保升级款
100~150	11	亳惠保、平安佛医保、大爱无疆、惠徐保、湛江市民保、南粤全民保、东莞市民保、合惠保、淄博齐惠保、苏惠保、深圳专属医疗险
150~200	2	惠衢保、浙丽保
200~300	1	西湖益联保
300及以上	2	穗岁康、惠蓉保
合计	26	

注：本表格统计数据截至2021年1月31日。

三、普惠型商保上市时间

以普惠型商保产品首次开放投保日期作为上市日期，收集并统计各普惠型商保险种上市时间分布情况（图2-1）。大部分普惠型商保于2020年下半年上市，主要集中于2020年8~12月，其中，以2020年11月上市的普惠型商保

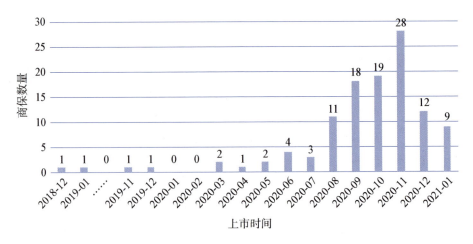

图2-1 普惠型商保上市时间分布

险种数量最多,有 28 个。2020 年之前已有 4 种普惠型商保上市,分别为南京惠民健康保(2018 年 12 月)、珠海大爱无疆(2019 年 1 月)、广州惠民保(2019 年 11 月)、佛山平安佛医保(2019 年 12 月),其中后 3 种普惠型商保现已进入第二、第三轮投保,显示出较好的可持续性。

第三节　普惠型商业医疗保险参保条件和筹资标准

基于普惠型商保的产品介绍、保障方案、保险合同等资料信息，分析、归纳普惠型商保的参保条件、筹资标准、保障范围和保障水平等方面的情况。由于有1种普惠型商保的信息公开不充分，故以下分析和评价仅纳入信息充分的113种普惠型商保方案。

一、参保条件

参保限制条件是商业保险公司对参保对象设置的门槛，商业保险通常对参保者的年龄、职业以及参保前是否已罹患特定疾病等设有一定的条件限制。相对于一般性的商业医疗保险而言，普惠型商保的参保限制条件较为宽松，体现了普惠特征。

普惠型商业医疗保险的投保对象为各地城镇职工基本医疗保险和城乡居民基本医疗保险的参保者。整体而言，我国大部分普惠型商保对投保人的年龄、健康状况无限制，对既往症有一定限制。既往症是指参保者在参保前所罹患疾病的情况。普惠型商保对既往症范围的界定不完全相同，主要包括以下几类疾病。①肿瘤：恶性肿瘤（含白血病、淋巴瘤）；②肝肾疾病：肾功能不全、肝硬化及肝功能不全；③心脑血管及糖脂代谢疾病：缺血性心脏病（含冠心病、心肌梗死）、慢性心功能不全心功能三级及以上、脑血管疾病（脑梗死、脑出血）、高血压（3级）、糖尿病且伴有并发症；④肺部疾病：慢性阻塞性肺疾病、慢性呼吸衰竭；⑤其他疾病：系统性红斑狼疮、再生障碍性贫血等。

根据普惠型商保方案的参保条款要求，可将参保条件分为 4 类：①无条件限制，即允许既往症人群参保且保障水平与非既往症人群无差别；②允许既往症人群参保，但既往症费用报销比例降低；③允许既往症人群参保，但既往症费用不报销；④不允许既往症人群参保。

对不同普惠型商保方案的参保条件进行分析发现，79 个商保方案（占 69.91%）允许既往症人群参保但对既往症不报销，如北京市京惠保、天津市津惠保等；16 个商保方案（占 14.16%）允许既往症人群参保，但既往症报销比例降低，如江苏省南京市宁惠保、四川省德阳市德 e 保等；8 个商保方案（占 7.08%）不允许既往症人群参保，如盐城市惠民保。仅有 10 个商保方案（占 8.85%）无任何参保限制，即允许既往症人群参保且保障水平与非既往症人群无差别，如浙江省杭州市西湖益联保、广东省广州市穗岁康等（表 2-5）。

表 2-5 我国普惠型商业医疗保险参保条件限制情况

参保条件分类	保险方案/种	占比/%
无条件限制	10	8.85
允许既往症参保，但既往症报销比例降低	16	14.16
允许既往症人群参保，但既往症不报销	79	69.91
不允许既往症人群参保	8	7.08
合计	113	100.00

可见，我国普惠型商保的参保条件限定较少，覆盖人群广泛，以往被商业医疗保险排除在外的老年人、既往症人群以及职业风险人群等都能被纳入参保，体现了"普惠"参保的特征。然而，对既往症费用的报销存在一定限制，有近 77% 的商保方案规定既往症人群可参保，但不可赔付或不允许既往症人群参保。

二、筹资标准

在113种普惠型商保中,有99种商保方案采用单一筹资标准,各年龄段参保人群的保险费相同;有14个商保方案按照年龄段设定不同的保险费,老年人群的保费水平较高。该类商保的筹资标准以中位年龄段对应筹资标准进行统计。

分析结果显示(图2-2),各普惠型商保方案的筹资标准中位数为68元/(人·年),均数为90.62元/(人·年),最小值为49元/(人·年),最大值为450元/(人·年)。其中,90种(占79.65%)商保方案的保费在百元以下;保险费处于49~59元区间的商保方案最多,有49种(占43.36%),其中有28个商保方案(占24.78%)的保费为59元。

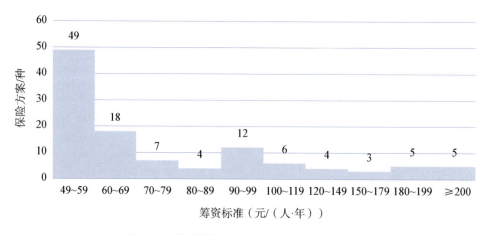

图2-2 普惠型商业医疗保险的筹资标准分布

有5种普惠型商保的保费水平高于200元/(人·年),分别为梅州保尚保方案4(450元)、深圳专属医疗险(365元)、常州惠民保全面款(365元)、大连工惠保全面保障方案(215元)和东莞南粤全民保。其中,南粤全民保对5个年龄段(16~40岁、41~45岁、46~50岁、51~55岁及56~60岁)设置了不同的筹资标准,中位年龄段46~50岁的保费为282元。

第四节 普惠型商业医疗保险的保障待遇

一、保障范围的类型

通过对普惠型商业医疗保险报销条款的梳理和分析后发现,普惠型商业医疗保险覆盖的保障范围包括:基本医保支付范围内住院费用、基本医保支付范围内门诊慢性病或门诊特殊病费用、基本医保支付范围外特定高额药品费用、基本医保支付范围外住院费用、基本医保支付范围外其他医疗费用,以及特定高额药品的供应保障、健康管理等附加增值服务。

通过分析各商保方案对上述几部分范围的保障情况发现,普惠型商保最主要的覆盖范围是基本医保支付范围内的住院费用,110 种商保方案覆盖此类费用,占比为 97.35%;其次为特定高额药品费用,87 种商保方案制订了特定高额药品目录,占比为 76.99%。覆盖基本医保支付范围内门特/门慢费用、基本医保支付范围外住院费用和其他医疗费用的商保方案数占比分别为 40.71%、33.63% 和 17.70%。另外,有 89 种商保方案提供附加增值服务,占 78.76%(表 2-6)。

表 2-6 我国普惠型商业医疗保险的保障范围覆盖情况

保障范围	商保方案/种	占比/%
基本医保支付范围内住院费用	110	97.35
基本医保支付范围内门特/门慢费用	46	40.71
特定高额药品费用	87	76.99

(续表)

保障范围	商保方案/种	占比/%
基本医保支付范围外住院费用	38	33.63
基本医保支付范围外其他医疗费用	20	17.70
附加增值服务	89	78.76

每个普惠型商保的保障范围往往是多种服务的组合。对各类保障范围的组合情况进行分析，重点关注4类保障范围："保障1"为基本医保支付范围内住院费用，"保障2"为基本医保支付范围内门特/门慢费用，"保障3"为基本医保支付范围外特药费用，"保障4"为基本医保支付范围外住院费用。普惠型商保保障范围的组合情况如图2-3所示。普惠型商保最主要的保障范围组合为"基本医保支付范围内住院费用＋特定高额药品费用"，占36.28%；其次为"基本医保支付范围内住院费用＋基本医保支付范围内门特/门慢费用＋特定高额药品费用"，占22.12%。

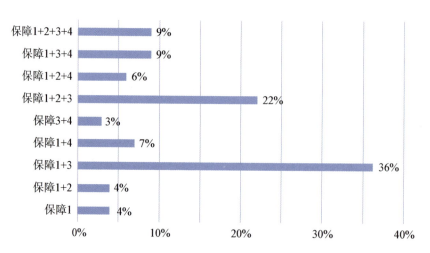

图2-3 普惠型商业医疗保险保障范围的组合情况

以下分别从医疗服务保障范围和特定高额药品保障范围两方面展开具体分析。

二、医疗服务的保障范围

（一）基本医保支付范围内责任

普惠型商业医疗保险的基本医保支付范围内责任主要保障被保险人在保险期间内就医产生的符合基本医疗保险规定的住院费用与特殊门诊费用，经各地基本医疗保险、大病保险等报销后，按规定由个人负担的费用部分。

110种普惠型商保方案承担基本医保支付范围内住院费用责任，占普惠型商保总数的97.35%。承担基本医保支付范围内门特/门慢费用责任的普惠型商保有46种，占总数的40.71%。

此外，珠海市大爱无疆、佛山市平安佛医保、株洲市神农保等商保方案还承担基本医保支付范围内超高额医疗费用的特定保障责任。

（二）基本医保支付范围外住院责任

普惠型商业医疗保险的基本医保支付范围外住院费用责任主要保障被保险人在保险期间内在医保定点医疗机构住院所产生的不属于基本医疗保险支付范围的住院费用，包括基本医保支付范围外的检查检验、药品等自费费用。

普惠型商保中有38个商保方案承担基本医保支付范围外住院费用责任，占33.63%。此外，杭州市西湖益联保、绍兴市越惠保等6种商保方案的基本医保支付范围外住院费用责任只保障医保支付范围外住院合理药品费用、部分材料费用，其中杭州市西湖益联保不覆盖已列入负面清单或单价超过5000元且未进入商业谈判的药品。深圳专属医疗险对基本医保支付范围外住院费用的保障还包含住院前7日（含入院当日）和出院后30日（含出院当日）的门急诊费用。

（三）基本医保支付范围外其他医疗费用

除住院费用外，部分普惠型商保还覆盖基本医保支付范围外其他医疗费用，主要包括质子重离子放疗、正电子发射计算机断层显像（PET-CT）检查、病种筛查服务、体内放置材料等费用。目前，有20种普惠型商保提供这类保障，占17.70%。

（四）附加增值服务

除医药费用补偿外，普惠型商业医疗保险还向参保者提供附加增值服务，以吸引更多的参保者参保。附加服务主要分为以下 5 类。①特药服务：特药直付、国内预约购药及配送服务、慈善赠药申请指导服务、海南博鳌乐城就医服务等；②疾病预防服务：疾病风险评估、肿瘤及罕见病等重大疾病早筛服务、健康体检服务等；③健康咨询与促进：在线图文问诊、药品提醒及专病讲堂等；④慢病管理服务：健康专栏、慢病药品配送、90 天强化慢病管理指导、专属健康顾问咨询等；⑤就医服务：重疾就医指导、重疾门诊或住院绿色通道、陪同诊疗、康复追踪等。目前，有 89 种普惠型商保提供上述附加增值服务中的 1 类或多类，占 78.76%。

三、特定高额药品的保障范围

普惠型商业医疗保险的特定高额药品保障对参保者使用基本医保药品目录范围之外、价格较为昂贵的药品给予报销。一般通过设定特定高额药品目录（以下简称为"特药目录"）方式确定保障范围。以下对普惠型商保的特药目录之地区分布、药品数量、种类及适应证数量等进行分析，按照药品通用名进行特药数量的统计分析。

（一）特药目录的地区分布

纳入本研究的 113 种普惠型商保中，有 87 种商保方案（占 77.0%）制订了特药目录，覆盖 23 个省、69 个城市。广东省普惠型商保中包含特药目录的商保方案最多，共 16 种；其次是江苏省和浙江省，分别为 11 种和 10 种（表 2-7）。

表 2-7 各省（自治区、直辖市）包含特药目录的普惠型商保方案数

省（自治区、直辖市）	有特药目录的商保方案/种
广东	16
江苏	11
浙江	10

(续表)

省（自治区、直辖市）	有特药目录的商保方案/种
四川、山东、福建	6
湖南	5
河南、辽宁、安徽	4
河北、天津	2
山西、云南、江西、湖北、重庆、贵州、北京、宁夏、黑龙江、海南、广西	1

（二）特药目录包含的药品数量和类别

1. 药品数量分布

对特药目录包含药品的数量进行分析，平均包括 20 种特药，中位数为 18 种，最少为 10 种，最多为 70 种。68 个特药目录（占 78%）包含 15～20 种特药，其中包含 15 种的特药最多，占 1/3（图 2-4）。

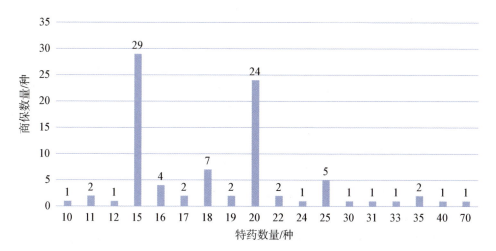

图 2-4　普惠型商保特药目录包含药品的数量分布

在普惠型商保方案中，海南惠琼保 B 款的特药目录包含的药品数量最多。由于海南博鳌乐城先行区具有进口和使用尚未在国内注册审批的新药、药械与设备等 9 条优惠政策，该保险可以报销 21 种国内特药和 49 种国外特药的费用,为参保者带来更加全面的用药保障。此外,有 6 种保险方案的特药目录包含 30 种及以上特药,分别为德阳德 e 保升级款(40 种)、无锡医惠锡城(35 种)、武汉惠医保(35 种)、深圳专属医疗险(33 种)、杭州西湖益联保(31 种)和福州福民保(30 种)。

2. 药品类别

普惠型商保 87 个特药目录共包含 116 种药品。对覆盖的药品及其类别进行分析,发现特药目录覆盖最多的前 20 种特药均为肿瘤药,且种类呈聚集分布(表 2-8)。覆盖最多的药品是替雷利珠单抗,被 72 种(占 82.8%)商保的特药目录所覆盖;其次为阿替利珠单抗、曲美替尼、恩美曲妥珠单抗和仑伐替尼,其均被 50 种以上的普惠型商保纳入特药目录中。

表 2-8 普惠型商保覆盖最多的 20 种特药

通用名	商品名	商保数量/种	是否已纳入《2020 版国家基本医保药品目录》
替雷利珠单抗	百泽安	72	是
阿替利珠单抗	泰圣奇	53	否
恩美曲妥珠单抗	赫赛莱	52	否
曲美替尼	迈吉宁	52	是
仑伐替尼	乐卫玛	51	是
达可替尼	多泽润	48	否
哌柏西利	爱博新	47	否
阿帕他胺	安森珂	47	否
度伐利尤单抗	英飞凡	46	否
甲磺酸氟马替尼	豪森昕福	44	是
卡瑞利珠单抗	艾瑞卡	44	是
西妥昔单抗注射液	爱必妥	43	是
达拉非尼	泰菲乐	43	是
达雷妥尤单抗注射液	兆珂	42	否
特瑞普利单抗注射液	拓益	42	是
地舒单抗	安加维	42	是
尼拉帕利	则乐	42	是

(续表)

通用名	商品名	商保数量/种	是否已纳入《2020版国家基本医保药品目录》
纳武利尤单抗	欧狄沃	41	否
恩扎卢胺	安可坦	40	是
甲磺酸艾立布林注射液	海乐卫	40	否
帕博利珠单抗	可瑞达	40	否

*仑伐替尼用于治疗甲状腺癌、西妥昔单抗注射液用于治疗头颈癌这两个适应证未纳入《2020年国家医保药品目录》。

3. 特药纳入国家基本医保药品目录情况

由于部分普惠型商保特药目录发布时间较早，截至2021年1月，已有42种药品（占36.2%）通过国家医保谈判进入了《2020版国家基本医保药品目录》。特药目录覆盖最多的前20种特药中已有半数已被纳入国家基本医保药品目录，包括替雷利珠单抗、曲美替尼、仑伐替尼、甲磺酸氟马替尼、卡瑞利珠单抗、西妥昔单抗注射液、达拉非尼、特瑞普利单抗注射液、地舒单抗、尼拉帕利及恩扎卢胺等。其中，仑伐替尼用于治疗甲状腺癌、西妥昔单抗注射液用于治疗头颈癌这两个适应证尚未被纳入国家基本医保药品目录，体现了普惠型商保在特药适应证保障方面的拓展。

（三）特药目录覆盖的适应证数量和类别

1. 适应证数量分布

对86个普惠型商保方案①特药目录的适应证进行分析发现，普惠型商保的特药目录平均包含13种适应证，最少为6种，最多为23种。64个特药目录（占74%）覆盖的适应证数量集中在11～15种。有4个商保方案的特药目录对应的适应证较多，其中惠琼保B款由于提供乐城特药险，覆盖了较多数量的国外特药，适应证数量多于其他商保方案，覆盖了23种适应证；厦门惠民保、珠海大爱无疆保、福州福民保的特药目录覆盖适应证数量均在20种左右（图2-5）。

---

① 有1个普惠型商保方案的特药目录适应证信息不详，未纳入分析。

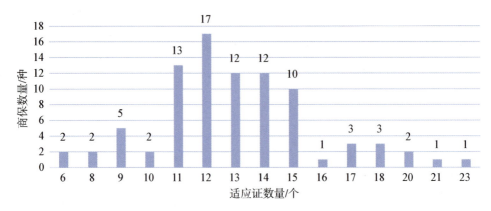

图 2-5 普惠型商保特药目录包含适应证的数量分布

2. 适应证类别

对 86 种普惠型商保方案特药目录覆盖的适应证类型进行分析发现，覆盖最多的 20 种适应证中 17 种为肿瘤，3 种为罕见病（表 2-9）。

表 2-9 普惠型商保特药目录覆盖最多的 20 种适应证

适应证	适应证类型	商保方案/种	占比/%
乳腺癌	肿瘤	84	97.67
肺癌	肿瘤	81	94.19
淋巴瘤	肿瘤	80	93.02
黑色素瘤	肿瘤	78	90.70
前列腺癌	肿瘤	74	86.05
白血病	肿瘤	69	80.23
肝癌	肿瘤	65	75.58
头颈癌	肿瘤	53	61.63
卵巢癌	肿瘤	50	58.14
多发性骨髓瘤	肿瘤	47	54.65
骨巨细胞瘤	肿瘤	43	50.00
肺动脉高压	罕见病	33	38.37
多发性硬化	罕见病	28	32.56
脑胶质母细胞瘤	肿瘤	25	29.07
膀胱癌	肿瘤	23	26.74
食管癌	肿瘤	20	23.26

(续表)

适应证	适应证类型	商保方案/种	占比/%
克罗恩病	罕见病	20	23.26
尿路上皮癌	肿瘤	17	19.77
霍奇金淋巴瘤	肿瘤	17	19.77
输卵管癌	肿瘤	16	18.60

将这 17 种肿瘤与我国发病率较高的恶性肿瘤类型进行比较发现，特药目录对不同恶性肿瘤的覆盖程度有一定差别。我国人群发病率最高的前 10 种癌症分别是肺癌、胃癌、乳腺癌、肝癌、食管癌、结肠癌、直肠癌、甲状腺癌、胰腺癌及前列腺癌（表 2-10）。发病率较高的肺癌、乳腺癌及肝癌得到了 75% 及以上的特药目录覆盖，而对发病率较高的胃癌、结直肠癌及甲状腺癌等，普惠型商保的覆盖率则较低。

表 2-10　我国发病率排名前 10 种的癌症流行病学情况（单位：每 10 万人）

适应证	发病率	5 年患病率
肺癌	56.34	61.01
胃癌	33.06	47.57
乳腺癌	28.77	96.04
肝癌	28.33	29.20
食管癌	22.41	24.04
结肠癌	21.15	51.75
直肠癌	16.89	45.21
甲状腺癌	15.27	50.66
胰腺癌	8.60	6.60
前列腺癌	7.97	27.83

数据来源：根据 International agency for research on cancer 官网数据整理。

特药目录覆盖较多的 3 种罕见病分别为肺动脉高压、多发性硬化和克罗恩病，在不同特药目录中纳入的治疗药品存在差异（表 2-11）。

表 2-11 普惠型商保特药目录覆盖的罕见病及其治疗药品

罕见病种类	覆盖此病的商保方案数	治疗药品（通用名）	覆盖该药品的商保方案数
肺动脉高压	33	吸入用伊洛前列素溶液	19
		安立生坦片	14
		曲前列尼尔	6
		马西腾坦片	2
多发性硬化	28	盐酸芬戈莫德胶囊	18
		西尼莫德片	11
		特立氟胺片	1
克罗恩病	20	维得利珠单抗	9
		乌司奴单抗注射液	9
		（注射用英夫利西单抗）	3
		阿达木单抗	2
四氢生物蝶呤缺乏症	10	盐酸沙丙蝶呤片	14
戈谢病	5	注射用伊米苷酶	5
转甲状腺素蛋白淀粉样变性多发性神经病	2	氯苯唑酸葡胺	11
		氯苯唑酸软胶囊	2
肌萎缩侧索硬化症	3	依达拉奉氯化钠注射液	3
法布雷病	3	注射用阿加糖酶β	2
		阿加糖酶α	1
C型尼曼匹克病	2	麦格司他胶囊	2
庞贝病	1	注射用阿糖苷酶α	1
努南综合征	1	重组人生长激素注射液	1

四、保障水平

不同普惠型商业医疗保险的保障范围不同，同时商保方案对不同保障范围的保障水平也存在差异，综合保障水平较为复杂。以下从各项保障范围的起付线、报销比例及封顶线 3 个方面来分析其保障水平。

（一）起付线（免赔额）

普惠型商保的免赔额即起付线，是指在一个保障年度内属于普惠型商保责任范围，在扣除基本医疗保险、其他第三方保险报销金额后，需要参保者自己承担的部分。例如，起付线为 2 万元，意味着在扣除基本医疗保险及其他第三方保险报销金额后，被保险人需要自己承担 2 万元，之后才能获得商保报销。

普惠型商保不同保障范围的起付线设定分为两种情况：一是各保障范围的起付线单独设定；二是多项保障范围的起付线共用。下文先分析各项保障范围的起付线分布，然后对普惠型商保方案的全部保障范围的综合起付线进行分析。

1. 基本医保支付范围内住院起付线

（1）起付线单独设定

在 110 种覆盖基本医保支付范围内住院费用保障的普惠型商保中，72 种商保方案（占 65.45%）对于基本医保支付范围内住院费用保障单独设定了起付线。其中，69 种商保方案住院保障起付线在 0~2（含）万元，大部分商保方案设为 2 万元；2 种商保方案（杭州市西湖益联保和绍兴市越惠保）因与大病保险共用起付线，且两市城镇职工和城乡居民均有大病保险，故实际起付线为 0；珠海市大爱无疆的起付线最高，为 3 万元。

少数普惠型商保基本医保支付范围内住院费用保障的起付线设定较为特殊。除前述杭州市西湖益联保和绍兴市越惠保与大病保险共用起付线外，佛山市平安佛医保和徐州市惠徐保的起付线可用大病保险起付线抵扣，这几个城市的普惠型商保对于有大病保险的参保者而言实际起付线较低甚至为 0。洛阳市专属豫健保对城镇职工和城乡居民设有不同的起付线，城镇职工为 2 万元，城乡居民为 0.8 万元。

（2）起付线共用

有 38 种商保方案（占 34.55%）的基本医保支付范围内住院费用保障与其他保障共用起付线，共用起付线一般设定为 2 万元。其中，有 28 种商保方案（占 25.45%）基本医保支付范围内住院费用保障与目录外特药保障共用起付线；6 种商保方案（占 5.45%）基本医保支付范围内住院费用保障与门特/门慢保障共用起付线；4 种商保方案（占 3.64%）基本医保支付范围内费用保障与支付范围外住院费用保障共用起付线。

2. 特定高额药品起付线

在 89 种覆盖特定高额药品保障的普惠型商保中，59 种商保方案（占

66.29%）对特药保障单独设定了起付线。其中有 39 种商保方案（占 43.82%）特药的起付线为 0，即无起付线，如北京市京惠保、天津市津惠保等；7 种商保方案（占 7.87%）的起付线不超过 1 万元，如佛山市平安佛医保等；13 种商保方案（占 14.61%）特药的起付线超过 1 万元，多设定为 2 万元。

30 种商保方案（占 33.71%）中的特药与其他保障范围共用起付线，共用起付线一般设定为 2 万元。

3. 基本医保支付范围外住院费用保障起付线

在 38 种覆盖基本医保支付范围外住院费用保障的普惠型商保中，有 31 种商保方案（占 81.58%）对住院单独设定了起付线。其中，有 29 种商保方案（占 76.32%）的起付线为 1 万~2 万元，杭州市西湖益联保、绍兴市越惠保、衢州市惠衢保、深圳专属医疗险等 4 个方案起付线最低，均为 1 万元；另 2 种商保方案（占 5.26%）住院起付线为 3 万元，分别为哈尔滨市 i 龙惠保和南昌市惠昌保。

4. 综合起付线

根据上述分析，普惠型商保的起付线设定较为复杂。为了便于在各商保方案之间进行比较分析，本研究将每种普惠型商保所覆盖的各项保障范围的起付线进行叠加，得到每个商保方案的综合起付线，其分布如表 2-12 所示。

表 2-12 我国普惠性商业医疗保险综合起付线分布

综合起付线/万元	商保方案/种	占比/%
<2	6	5.31
2~3	67	59.29
≥3	40	35.40
合计	113	100.00

在 113 种商保方案中，67 种普惠型商保方案的综合起付线为 2 万~3（不含）万元，占 59.29%；40 种商保方案的综合起付线≥3 万元，占 35.40%；有 6 种商保方案的综合起付线低于 2 万元，占 5.31%；其中东莞市南粤全民保

综合起付线最低，为 1 万元。

（二）报销比例

普惠型商业医疗保险的报销比例是指属于普惠型商保保障范围的医疗费用，在扣除责任免除额（即起付线）后的部分按一定比例报销。以下重点分析基本医保支付范围内住院费用、特定高额药品费用和基本医保支付范围外住院费用这 3 个保障范围的报销比例情况。

1. 基本医保支付范围内住院费用报销比例

110 种提供基本医保支付范围内住院费用保障的普惠型商保中，85 种商保方案（占 77.27%）的报销比例为 70%～90%（不含），20 种商保方案（占 18.18%）的报销比例达 90% 及以上，5 种商保方案（占 4.55%）的报销比例为 50%～70%（不含）。住院报销比例最低为 50%，如绍兴市越惠保、衢州市惠衢保、梅州市保尚保（方案 1）等；报销比例最高达 100%，如德阳市德 e 保（升级款）（表 2-13）。

表 2-13　我国普惠型商业医疗保险基本医保支付范围内住院费用报销比例分布

报销比例/%	商保方案/种	占比/%
≥90	20	18.18
70～90	85	77.27
50～70	5	4.55
合计	110	100.00

注：1. 包含基本医保支付范围内住院费用保障的普惠型商保总数为 110 种，其余 3 种未包含该项保障。
　　2. 报销比例分段中，每段包含下限，不包含上限。

珠海市大爱无疆报销比例设定较为特殊，分为基础医疗费用报销和超高额医疗费用报销，具体报销比例条款为：参保者投保年度内住院发生费用范围内的个人负担医疗费用累计 3 万元以上、30 万元以内的部分，报销比例为 90%；参保者社保年度内发生基本医疗保险范围内的住院核准医疗费用累计到 60 万元进入超高额医疗费用报销，对于 60 万～100 万元（含）的部分报销比例为 90%。此种报销比例的设定从个人自付费用负担和医疗费用总额两方面考虑，给予了双重保障。

2. 特定高额药品报销比例

含有特药目录的普惠型商保中，71种商保方案（占79.78%）对特药费用的报销比例为70%~90%（不含），11种商保方案（占12.36%）的报销比例达90%及以上，5种商保方案（占5.62%）的报销比例为50%~70%（不含），2种商保方案（占2.24%）的报销比例低于50%。普惠型商保对特药费用报销比例最低为20%，为广东省梅州市保尚保方案1和方案2；报销比例最高达100%，如天津市津城保、哈尔滨市 i 龙惠保、南通市南通全民保等（表2-14）。

表2-14 我国普惠型商业医疗保险特定高额药品报销比例分布

报销比例/%	商保方案/种	占比/%
≥90	11	12.36
70~90	71	79.78
50~70	5	5.62
20~50	2	2.24
合计	89	100.00

注：1. 包含特药保障的普惠型商保总数为89种。
2. 报销比例分段中，每段包含下限，不包含上限。

3. 基本医保支付范围外住院费用报销比例

38种提供基本医保支付范围外住院费用保障的普惠型商保中，20种商保方案（占52.63%）的报销比例为70%~90%（不含），15种商保方案（占39.48%）的报销比例为50%~70%（不含）。住院报销比例最低为40%，如南京宁惠保（99元款和199元款）；报销比例最高达100%，如深圳专属医疗险。

惠州市惠医保、杭州市西湖益联保、阜阳市惠皖保（基础款和升级款）等商保方案设计了费用累计分段报销的方式，每段费用的报销比例不同。以惠州市惠医保为例，在扣除起付线1.2万元后，1.2万元（不含）至10万元（含）

的部分报销50%；10万元以上部分报销70%（表2-15）。

表2-15 我国普惠型商业医疗保险基本医保支付范围外住院费用报销比例分布

报销比例/%	商保方案/种	占比/%
≥90	1	2.63
70~90	20	52.63
50~70	15	39.48
40~50	2	5.26
合计	38	100.00

注：1. 包含基本医保支付范围外住院保障的普惠型商保总数为38种，其余75种未包含该项保障。
2. 报销比例分段中，每段包含下限，不包含上限。

4. 综合报销比例

为了便于在各商保方案之间进行比较分析，本研究将每种普惠型商保所覆盖的各项保障范围的报销比例取算术平均数，得到每种商保方案的综合报销比例，其分布如表2-16所示。54种普惠型商保方案的综合报销比例为80%～90%（不含），占47.79%；48种商保方案的综合报销比例为50%～80%（不含），占42.48%；有9种商保方案的综合报销比例不低于90%，占7.96%。

表2-16 普惠型商业医疗保险保障范围综合报销比分布

综合报销比例/%	商保方案/种	占比/%
≥90	9	7.96
80~90	54	47.79
50~80	48	42.48
<50	2	1.77
合计	113	100.00

注：报销比例分段中，每段包含下限，不包含上限。

（三）封顶线（保险金额）

普惠型商业医疗保险的保险金额即封顶线，是指被保险人在保障年度内符合普惠型商保责任范围内的医疗费用保障额度。同普惠型商保的起付线设定情况类似,封顶线的设定分为两种情况:一是各保障范围的封顶线单独设定;二是多种保障范围封顶线共用。下文将先分析各商保方案各项保障范围的封顶线分布,然后对商保方案的各项保障范围的封顶线加和,分析综合封顶线情况。

1. 基本医保支付范围内住院费用封顶线

(1) 封顶线单独设定

110 种提供基本医保支付范围内住院费用保障的普惠型商保中,有 88 种商保方案(占 80.00%)对住院保障单独设定了封顶线。其中,59 种商保方案(占 53.64%)的封顶线在 100 万元及以下;27 种商保方案(占 24.55%)的封顶线在 100~200(含)万元;1 种商保方案封顶线超过 200 万元,为 230 万元;1 种商保方案不设封顶线。封顶线最低是梅州市保尚保方案 1,限额为 10 万元;封顶线最高是丽水市浙丽保,无限额。

(2) 封顶线共用

有 22 种商保方案(占 20.00%)的医保支付范围内住院费用保障与其他保障共用封顶线,封顶限额一般为 100 万元。其中,有 8 种商保方案(占 7.27%)为基本医保支付范围内住院与特药费用保障共用封顶线;6 种商保方案(占 4.55%)为基本医保支付范围内住院和门特费用保障共用封顶线;4 种商保方案(占 3.64%)为基本医保支付范围内住院、门特/门慢和特药 3 项保障共用封顶线;3 种商保方案(占 2.73%)为基本医保支付范围内与支付范围外住院费用保障共用封顶线。

深圳市专属医疗险中各项保障范围共用封顶线,且封顶线较高,限额为 300 万元。参保者基本医保支付范围内住院费用、重特大疾病补充医保特定药品补充(如参加该保障)、特药费用、医保支付范围外住院及住院前 7 日(含入院当日)和出院后 30 日(含出院当日)的门急诊费用、质子重离子医疗费用这 5 项保障共用封顶限额。

2. 特定高额药品费用封顶线

在 89 种覆盖特定高额药品保障的普惠型商保中,有 75 种商保方案(占 84.27%)对特药保障单独设定了封顶线。其中,60 种商保方案(占 67.42%)

的特药封顶线不超过 100 万元；13 种商保方案（占 14.61%）的特药封顶线在 100 万元～200 万元（含）；2 种商保方案（占 2.25%%）在 200 万元以上，梅州市保尚保方案 1 和方案 2 对特药的封顶均为 300 万元。

无锡市和杭州市的普惠型商保对不同类别的特药设定了不同的封顶线。如，无锡市医惠锡城对恶性肿瘤和罕见病特药的封顶限额分别为 100 万元和 80 万元；杭州市西湖益联保对肿瘤和罕见病的特药封顶限额分别为 50 万元和 10 万元。

3. 基本医保支付范围外住院费用封顶线

在 38 种覆盖基本医保支付范围外住院保障的普惠型商保中，有 33 种商保方案（占 86.84%）对住院单独设定了封顶线。其中，30 种商保方案（占 78.95%）的封顶线不超过 100 万元；2 种商保方案（占 5.26%）为 100 万元～200 万元（含），分别是杭州市西湖益联保和安徽省皖惠保；丽水市浙丽保对于医保支付范围外住院费用报销无限额。

4. 综合封顶线

为了便于在各商保方案之间进行比较分析，本研究将每种普惠型商保所覆盖的各项保障范围的封顶线进行加和，得到每个商保方案的综合封顶线，其分布如表 2-17 所示。

表 2-17 我国普惠型商业医疗保险的综合封顶线分布

综合封顶线/万元	商保方案/种	占比/%
>300	4	3.54
200～300	34	30.09
100～200	60	53.10
≤100	15	13.27
合计	113	100.00

注：封顶线分段中，每段不包含下限，包含上限。

在 113 种商保方案中，60 种普惠型商保方案的综合封顶线为 100 万元～200 万元（含），占 53.10%；34 种商保方案的综合封顶线为 200 万元～300 万元（含），占 30.09%；15 种商保方案的综合封顶线不超过 100 万元，占 13.27%；有 4 种商保方案的综合封顶线高于 300 万元，占 3.54%，其中丽水市浙丽保对基本医保支付范围内、外住院医疗费用报销均不设限额。

（四）小结

综上所述，通过对我国普惠型商保方案的起付线、报销比例、封顶线进行综合量化分析，发现普惠型商保的综合保障水平为：综合起付线中位数为 2 万元，均数为 2.64 万元，最低为 1 万元（东莞市南粤市民保），最高为 5 万元（哈尔滨市 i 龙惠宝、苏州市苏康宝等）；综合报销比例中位数为 80%，均数为 77.45%，最低为 35%（梅州市保尚保方案 1），最高为 100%（天津市津城保、芜湖市芜湖惠民保）；综合封顶线中位数为 200 万元，均数为 213 万元，最低为 100 万元，最高无限额（丽水市浙丽保）（表 2-18）。

表 2-18 普惠型商保的综合保障水平分布

综合保障水平	中位数	均数	最大值	最小值
综合起付线/万元	2.00	2.64	5.00	1.00
综合报销比例/%	80.00	77.45	100.00	35.00
综合封顶线/万元	200.00	213.17	无限额	100.00

注：计算综合封顶线时，丽水市浙丽保无限额故不纳入均数计算。

需要说明的是，由于各险种的保障范围及内涵并不完全相同，此处分析的综合起付线、报销比例、封顶线只能在一定程度上反映普惠型商保保障程度的总体水平及差异。

第五节　普惠型商业医疗保险的组织与运行

一、政府支持

(一) 政府部门参与情况

依据普惠型商保发布的宣传信息及各地政府相关部门官网信息,将政府部门在普惠型商保运行中的参与情况分为3类：①政府指导,即政府相关部门指导商保产品设计,在官方网站发布相关文件,或对商保相关政策进行官方解释；②政府支持,即政府参与商保宣传推广；③政府未明确参与,即未收集到任何关于政府支持商保的相关信息。

对普惠型商保的政府参与情况分析发现,97 种普惠型商保方案（占85.84%）获得了政府的指导或支持,其中39 种商保方案（占34.51%）为政府指导。有16 种商保方案（占14.16%）政府参与情况不明确（表2-19）。

表 2-19　普惠型商保的政府参与情况

政府参与程度	省（直辖市、自治区）	商保方案/种	占比/%
政府指导	安徽（4），北京（1），广东（12），广西（1），贵州（1），海南（2），江苏（7），山东（1），四川（4），云南（1），浙江（5）	39	34.51
政府支持	安徽（4），福建（4），广东（6），贵州（1），广西（1），河北（2），河南（4），黑龙江（1），湖北（1），湖南（5），江苏（7），江西（1），辽宁（3），宁夏（1），山东（6），四川（4），天津（1），浙江（5），重庆（1）	58	51.33

(续表)

政府参与程度	省（直辖市、自治区）	商保方案/种	占比/%
政府未明确参与	福建（2），广东（2），河南（1），湖南（1），江苏（3），辽宁（3），山西（1），天津（1），浙江（2）	16	14.16

注：括号内为普惠型商保方案数。

（二）允许使用个人账户支付保费

18 个地市的 23 种（占 20.35%）普惠型商保方案中，当地医保部门允许参保者使用其基本医保个人账户余额为本人及家属缴纳普惠型商保的保费。这体现了政府部门对普惠型商保发挥补充性保障作用的支持。允许使用个人账户缴纳保费的普惠型商保如表 2-20 所示。

表 2-20　允许使用个人账户缴纳保费的普惠型商保情况

城市	商保名称
苏州	苏惠保
无锡	医惠锡城
南通	南通全民保
连云港	连惠保
常州	常州惠民保（基础款、升级款、全面款）
徐州	惠徐保
杭州	西湖益联保
绍兴	越惠保
衢州	惠衢保
温州	温州惠医保
丽水	浙丽保
广州	穗岁康
深圳	深圳专属医疗险
珠海	大爱无疆
佛山	平安佛医保
惠州	惠州惠医保
梅州	保尚保（方案 1、2、3、4）
济南	齐鲁保

二、经营主体

(一) 商业保险公司

对普惠型商保的承办保险公司情况进行分析，结果显示 60 种商保方案由 1 家保险公司单独承保，占总数的 53.10%；53 种商保方案由 2 家及以上的保险公司以共保体形式联合承保，其中，37 种商保方案（占 32.74%）由 2~5 家保险公司共同承保，16 种商保方案（占 14.16%）由 6 家及以上的保险公司共同承保。无锡医惠锡城和深圳专属医疗险参与承保的商业保险公司最多，均为 14 家（图 2-6）。

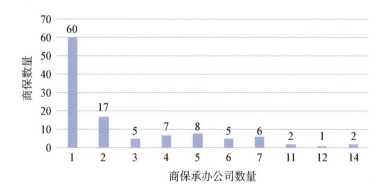

图 2-6 普惠型商保承办的保险公司数量分布

(二) 第三方服务平台

有 86 种普惠型商保方案（占 76.11%）在运行中采取与第三方保险服务平台合作的形式，由第三方保险服务公司参与保险方案设计、市场推广与销售、药品供应保障及健康管理等服务。

第三章 普惠型商业医疗保险的评价

第一节　普惠型商业医疗保险评价工具的构建

一、普惠型商业医疗保险评价指标体系

（一）评价维度和指标

为构建普惠型商业医疗保险的评价工具，本研究通过建立递阶性的层次结构，将衡量普惠型商业医疗保险发展的各方面内容梳理为相互联系的有序层次，使之条理化及层次化，在此基础之上建立评价指标体系。

1. 评价维度

考虑到普惠型商业医疗保险尚处于发展初期，大多数商保方案正处于第一年运行期内，本研究对于普惠型商保的评价主要从保障能力和保障水平2个维度展开。

（1）保障能力维度

为反映普惠型商保的保障能力，可从风险统筹和可持续运行能力来分析，主要依据保险筹资和运行的原理，并结合当地经济发展水平、市场竞争、服务支持等环境和条件因素进行指标构建。

（2）保障水平维度

为反映普惠型商保的保障水平，可以借鉴世界卫生组织于2010年提出的全民健康覆盖的3个维度，从保险覆盖的广度（覆盖人群情况）、宽度（覆盖服务的范围）、深度（财务风险分担）这3个方面进行指标构建（图3-1）。

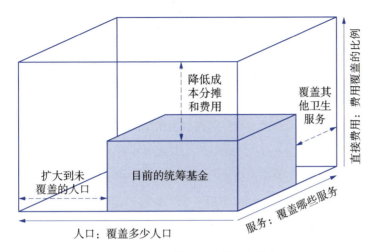

图 3-1 全民健康覆盖的 3 个维度
（资料来源：世界卫生组织. 2010 年世界卫生报告）

2. 评价指标

普惠型商业医疗保险的 2 个评价维度中，保障能力维度包括筹资适应性、风险共担能力和持续发展能力 3 个一级指标及 6 个二级指标；保障水平维度包括覆盖广度、宽度、深度 3 个一级指标及 8 个二级指标。根据各指标的重要性赋予其相应的权重，具体情况如下。

（1）筹资适应性

筹资适应性主要反映普惠型商保筹资水平与参保者筹资能力之间的适应性，用保费金额与城镇居民可支配收入的比值来衡量。一级指标的权重为 10%。

筹资适应性的测量指标为筹资适应性比值，计算方法为：

$$筹资适应性比值 = \frac{保费金额}{城镇居民可支配收入} \times 1000。$$

（2）风险共担能力

风险共担能力反映普惠型商保作为一种卫生筹资模式其风险统筹能力的强弱，一级指标的权重为 50%。

依据大数法则和保险的基本原理，风险共担能力取决于筹集保费和参保人数的多少。因此，风险共担能力由 2 个二级指标来衡量：①年筹资金额，即普惠型商保参保者每年需缴纳的保费，权重为50%。②参保人数，指本研究收集到的该普惠型商保的参保人数，权重为50%。

（3）持续发展能力

持续发展能力重点评价保险运行的现况和潜力，整合政策、服务、市场的相关情况，可综合体现普惠型商保可持续发展情况。一级指标的权重为40%。

持续发展能力包含3个二级指标：①政府支持力度，二级指标的权重为50%。其又由2个三级指标来衡量：一是政府参与程度，指政府是否发布普惠型商保相关文件、对商保相关政策进行官方解释、指导保险产品设计、参与保险推广；二是可否使用医保个人账户缴纳保费。三级指标权重各占50%。②服务支撑程度，通过参与运营的保险公司类型和规模来衡量，二级指标的权重为25%。③市场参与度，通过承办同一普惠型商保的保险公司数量来衡量，二级指标的权重为25%。

（4）广度：参保条件

普惠型商保设定的参保限制条件决定了能被纳入保障范围内的参保者的多少。参保条件主要指对既往症人群是否允许参保、能否获得报销以及报销比例是否降低等方面的限定。一级指标的权重为20%。

（5）宽度：覆盖服务

宽度指保险方案所覆盖的医药服务的范围、种类、数量。一级指标的权重为40%。

普惠型商保的覆盖服务情况由4个二级指标来衡量，具体包括以下。

1）覆盖基本医保支付范围内服务情况，二级指标的权重为30%。其又由2个三级指标来衡量：一是覆盖医保支付范围内住院服务情况，二是覆盖医保支付范围内门诊特殊疾病、门诊慢性病情况。三级指标权重各占50%。

2）覆盖基本医保支付范围外特药情况，二级指标的权重为30%。其又由2个三级指标来衡量：一是普惠型商保特药目录中的药品数量，二是普惠型商保特药目录所列出的药品适应证数量。三级指标权重各占50%。

3）覆盖基本医保支付范围外的住院服务情况，二级指标的权重为30%。

4）覆盖目录外其他服务和附加服务情况，二级指标的权重为10%。其又由 2 个三级指标来衡量：一是其他服务覆盖情况，指普惠型商保覆盖质子重离子治疗、PET-CT 检查、高值耗材等服务；二是附加服务，指参加普惠型商保后可额外获得健康咨询、慢性病管理、药品配送、疾病预防、门诊绿色通道等增值服务。三级指标权重各占 50%。

（6）深度：补偿水平

深度即普惠型商保的补偿水平，通过保险待遇中起付线、报销比例和封顶线的设定来衡量。一级指标的权重为 40%。

补偿水平由 3 个二级指标，即综合起付线、综合报销比例及综合封顶线来衡量。①综合起付线是指普惠型商保覆盖的各项保障范围的起付线之和，二级指标的权重为 30%。②综合报销比例是普惠型商保覆盖的各项保障范围的平均报销比例，二级指标的权重为 50%。③综合封顶线是指普惠型商保覆盖的各项保障范围的封顶线之和，二级指标的权重为 20%（表 3-1）。

表 3-1 普惠型商业医疗保险的评价维度、指标及权重

维度	一级指标		二级指标	
	指标	权重/%	指标	权重/%
保障能力	筹资适应性	10	筹资适应性比值	100
	风险共担能力	50	年筹资金额	50
			参保人数	50
	持续发展能力	40	政府支持力度	50
			服务支撑程度	25
			市场参与度	25
保障水平	广度：参保条件	20	参保条件	100
	宽度：覆盖服务	40	覆盖基本医保支付范围内服务	30
			覆盖基本医保支付范围外特药	30
			覆盖基本医保支付范围外住院	30
			覆盖基本医保支付范围外其他医疗服务及附加服务	10
	深度：补偿水平	40	综合起付线	30
			综合报销比例	50
			综合封顶线	20

（二）评价标准

基于已收集到的全国各普惠型商保信息，按照各项指标的数据分布情况设定分档或分类及其评分标准。根据普惠型商保方案在各指标项的实际情况进行评分，并基于预设的权重进行加权，得到普惠型商保的保障能力得分和保障水平得分。

1. 保障能力维度

（1）筹资适应性

根据筹资适应性比值的分布情况，将其分为3档：①比值≤1.5；②比值＜2＞1.5；③比值≥2。筹资适应性比值越小，即普惠型商保保费金额占当地城镇居民人均可支配收入的比值越小，意味着居民对商保筹资的可接受性越好，筹资水平与居民筹资能力之间的适应性越好。

（2）风险共担能力

筹资金额：根据普惠型商保保费金额的四分位数分布情况，将筹资金额分为4档：①≥100元/（人·年）；②70～100元/（人·年）；③60～70元/（人·年）；④＜60元/（人·年）。

参保人数：根据收集到各类普惠型商保的实际参保人数的四分位数分布情况，将参保人数分为4档：①≥70万人；②20万～70万人；③10万～20万人；④＜10万人。

保费金额越高，参保人数越多，则普惠型商保所能筹集的资金总量越多，风险统筹能力越强。

（3）持续发展能力

1）政府支持力度，包括2个三级指标。第一个指标为政府参与程度，根据政府发文情况分为3类：①政府指导。政府相关部门指导商保产品设计，在官方网站发布相关文件，或对商保相关政策进行官方解释。②政府支持。政府参与商保宣传推广。③政府未明确参与。未收集到任何关于政府支持商保的相关信息，政府参与情况不明。第二个指标为是否允许使用基本医保个人账户缴纳保费，其又分为2类：①可使用个人账户支付；②不可使用个人账户支付。

2）服务支撑程度，分为3类：①有商业保险公司和第三方保险服务公司参与；②无第三方保险服务公司参与，由全国综合偿付能力排名前10的大型保险公司运营；③上述两种情况均不满足。

3）市场参与度，分为2类：①同一普惠型商保由2~5家商保公司共同承保；②由1家保险公司承保，或大于5家商保公司承保。由多家商保公司形成共保体相对于独家商保公司运营而言，市场的参与度更高，从长期来看更有利于促进商保公司提高经营水平和服务质量；同时，经营的商保公司过多，可能导致市场份额过于分散，影响各保险公司风险统筹的能力。由适当数量的商保公司联合承保，市场参与度较好（表3-2）。

表3-2 普惠型商保保障能力二级指标的评分分档（类）

二级指标	评分分档（类）标准
筹资适应性比值	①≤1.5；②1.5~2；③≥2
年筹资金额	①保费≥100元/（人·年）；②70~100元/（人·年）；③60~70元/（人·年）；④＜60元/（人·年）
参保人数	①≥70万人；②20万~70万人；②10万~20万人；④＜10万人
政府支持力度	1. 政府参与程度： ①政府指导；②政府支持；③政府未明确参与 2. 是否允许个人账户支付：①是；②否
服务支撑程度	①有商业保险公司和第三方保险服务公司参与运营；②无第三方保险服务公司参与，由全国综合偿付能力排名前10的大型保险公司运营；③上述两种情况均不满足
市场参与度	①由2~5家商保公司共同承保；②由1家保险公司承保，或大于5家商保公司承保

2. 保障水平维度

普惠型商业医疗保险的保障水平是综合评价普惠型商保的广度、宽度和深度，即对其参保条件、覆盖服务和补偿水平的综合评价。具体分为以下3个一级指标及8个二级指标，权重及具体评分标准如下。

（1）广度：参保条件

根据普惠型商保对参保条件的限定，将参保条件分为 4 档：①允许既往症人群参保，且报销水平与非既往症人群相同。②允许既往症人群参保，但既往症费用报销比例降低。③允许既往症人群参保，但既往症费用不予报销。④不允许既往症人群参保。对既往症人群是否允许参保、既往症费用如何报销的限定，将影响参保人数以及参保者受益情况。参保条件的限定越少，普惠型商保的人群覆盖广度越好。

（2）宽度：覆盖服务

普惠型商保覆盖各类服务的指标，如覆盖基本医保支付范围内服务、覆盖基本医保支付范围外住院、覆盖特药、覆盖基本医保支付范围外其他服务和附加服务情况。总体分为 2 种情形：覆盖和不覆盖。

普惠型商保覆盖基本医保支付范围外特药情况的指标可进行量化分档，其分档情况如下。

1）覆盖特药的数量。按药品通用名统计，结合四分位数情况分为 5 档：①≥30 种；②20～29 种；③10～19 种；④1～9 种；⑤0 种（无特药目录）。

2）适应证数量。结合特药目录中对应的适应证数量分布，分为 4 档：①≥16 种；②11～15 种；③1～10 种；④0 种。

（3）深度：补偿水平

1）综合起付线。结合各普惠型商保综合起付线分布情况分为 3 档：①＜2 万元；②2 万～3 万元；③≥3 万元。综合起付线越低，表明补偿水平相对越高。

2）综合报销比例。结合各普惠型商保综合报销比例四分位数情况分为 4 档：①≥90%；②80%～90%；③50%～80%；④＜50%。综合报销比例越高，表明补偿水平越高。

3）综合封顶线。结合各普惠型商保综合封顶线四分位数情况分为 4 档：①＞300 万元；②200 万～300 万元；③100 万～200 万元；④≤100 万元。综合封顶线越高，表明补偿水平越高（表 3-3）。

表 3-3　普惠型商保保障水平维度二级指标的评分分档

二级指标	评分分档标准
参保条件	1. 允许既往症人群参保，报销水平与非既往症人群相同； 2. 允许既往症人群参保，但既往症费用报销比例降低； 3. 允许既往症人群参保，但既往症费用不予报销； 4. 不允许既往症人群参保
覆盖基本医保支付范围内服务	1. 是否覆盖基本医保支付范围内住院服务：①是；②否 2. 是否覆盖基本医保支付范围内门特/门慢服务：①是；②否
覆盖基本医保支付范围外特药	1. 特药目录中的药品数量（种）： ①≥30；②20~29；③10~19；④1~9；⑤0（无特药目录） 2. 特药目录所针对的适应证数量（种）： ①≥16；②11~15；③1~10；④0
覆盖基本医保支付范围外住院	①是；②否
覆盖基本医保支付范围外其他医疗服务和附加服务	1. 是否覆盖其他医疗服务：①是；②否 2. 是否覆盖附加服务：①是；②否
综合起付线	①<2 万元；②2 万~3 万元；③≥3 万元
综合报销比例	①≥90%；②80%~90%； ③50%~80%；④<50%
综合封顶线	①>300 万元；②200 万~300 万元； ③100 万~200 万元；④≤100 万元

二、普惠型商业医疗保险发展指数

为综合反映普惠型商保的发展水平，体现不同普惠型商保方案的相对优势，将前述普惠型商保的保障能力得分和保障水平得分集成为普惠型商业医疗保险发展指数。

本研究基于人类发展指数（human development index，HDI）的测算方法构建普惠型商业医疗保险发展指数。1990 年，联合国开发计划署在《1990 年人文发展报告》中提出人类发展指数，该指数用以衡量和比较各国经济社会发展的整体水平。测算方法是基于预期寿命、教育水平和生活质量这 3 项基础变量，分别计算特定国家或地区在每一指标数值同所有国家最小值的差值，除以所有国家该指标最大值和最小值的差值，反映该国在这 3 项基础变量中的相对排序；再对 3 个变量的相对排序求几何平均数，得到该国或地区的人类发展指数。

借鉴此方法，本研究将普惠型商业医疗保险的保障能力和保障水平 2 维度的评估得分作为基础变量，构建普惠型商业医疗保险发展指数，计算公式如下：

$$Z_{保障能力} = \frac{X_{保障能力} - Min_{保障能力}}{Max_{保障能力} - Min_{保障能力}}$$

$$Z_{保障水平} = \frac{X_{保障水平} - Min_{保障水平}}{Max_{保障水平} - Min_{保障水平}}$$

$$Z_{发展} = \sqrt{Z_{保障能力} \times Z_{保障水平}}$$

其中，$X_{保障能力}$ 和 $X_{保障水平}$ 分别指某个普惠型商保在两大维度上的相应得分，$Max_{保障能力}$ 和 $Min_{保障能力}$ 指纳入评价的全部普惠型商保方案保障能力得分的最大值和最小值，$Max_{保障水平}$ 和 $Min_{保障水平}$ 指全部普惠型商保方案保障水平得分的最大值和最小值。

基于上述公式，计算某普惠型商保保障能力的指数值 $Z_{保障能力}$ 等于其保障能力得分与全部普惠型商保方案中保障能力最小值的差值，除以所有普惠型商保方案保障能力最大值和最小值的差值。同理，以此方法计算保障水平指数 $Z_{保障水平}$。最后，取 $Z_{保障能力}$ 和 $Z_{保障水平}$ 的几何平均数，得到每个普惠型商保方案的发展指数值。

三、普惠型商业医疗保险评价工具的应用和完善

为了便于普惠型商业医疗保险评价工具的应用，有必要对此评价工具的资料来源、评价标准的确定、局限性等作出说明，并提出今后进一步完善评价工具的方向。

（一）资料来源

本研究应用课题组构建的评价工具对全国普惠型商业医疗保险进行评价，资料主要取于各地普惠型商保的官方公众号、小程序、网站等投保渠道公开发布的保险产品介绍，以及所在地区政府部门官方网站发布的相关文件和宣传报道，再结合对部分地区普惠型商保参保人数的调研数据。

（二）评价标准确定

本研究在确定各指标的评价标准时采用的是相对标准，主要根据纳入研究的全部普惠型商保方案在各个指标上的现况及分布来确定，如四分位数等。

在评价工具的实际应用中，随着普惠型商保的不断发展，在纳入评价范围的商保方案数量增加及保险运行趋于稳态后，这一相对评价标准可根据实际情况进行调整。

（三）评价工具的局限性及完善设想

本研究构建的普惠型商保评价指标体系和发展指数旨在对我国当前普惠型商业医疗保险的发展现况进行综合评价。由于普惠型商业医疗保险作为一种新兴的商业保险形式，发展时间较短，大多数商保方案尚在第1年运行期内，缺乏实际保障水平和运行结果的信息，因此，本研究在遴选评价指标以及确定评价标准时，兼顾科学性、客观性和数据可得性原则，主要聚焦于投入和过程性指标，资料来源渠道主要为官方发布的政策和数据信息。受时间和数据约束，目前尚未纳入保险实际运行的结果指标，这可能在一定程度上影响评价的全面性。

随着我国普惠型商业医疗保险的不断发展，此评价工具将在以下方面发展完善：第一，评价指标方面，可增加普惠型商保的基金运行和实际保障的结果性指标，如基金赔付率、受益率及实际补偿比等；可增加发展潜力指标，如续保率等。第二，评价标准方面，可以根据纳入评价范围的商保方案情况进行调整，亦可在保险运行趋于稳态时将目前以相对值设定评价标准的方式调整为设定绝对值作为标准。

第二节　普惠型商业医疗保险的综合评价

一、保障能力

应用本章上节中构建的保障能力评价指标体系，基于各普惠型商业医疗保险的现况，对筹资适应性、风险共担能力和持续发展能力3个方面进行评分，并加权综合为保障能力得分。得分最高的前30种普惠型商业医疗保险方案如表3-4所示，二级指标的具体情况见附表。

表3-4　保障能力得分最高的前30种普惠型商业医疗保险

排名	保险名称	城市/地区	省/直辖市	保障能力得分
1	西湖益联保	杭州	浙江	96.44
2	越惠保	绍兴	浙江	95.92
3	浙丽保	丽水	浙江	94.34
4	京惠保	北京	北京	91.52
5	惠衢保	衢州	浙江	91.10
5	穗岁康	广州	广东	91.10
7	惠州惠医保	惠州	广东	90.97
8	苏惠保	苏州	江苏	90.14
9	南通全民保	南通	江苏	89.16
10	深圳专属医疗险	深圳	广东	88.88
10	大爱无疆	珠海	广东	88.88
10	平安佛医保	佛山	广东	88.88
13	保尚保（方案2）	梅州	广东	86.17
13	保尚保（方案3）	梅州	广东	86.17

(续表)

排名	保险名称	城市/地区	省/直辖市	保障能力得分
13	保尚保（方案4）	梅州	广东	86.17
16	惠徐保	徐州	江苏	85.73
17	湖南全民保	湖南	湖南	85.29
17	湘惠保	湖南	湖南	85.29
17	武汉惠医保	武汉	湖北	85.29
20	惠蓉保	成都	四川	84.41
21	豫健保（除许昌、洛阳）	河南	河南	83.07
21	南粤全民保	东莞	广东	83.07
23	齐鲁保	济南	山东	82.01
24	南京宁惠保199款	南京	江苏	81.70
24	阜阳惠皖保（升级款）	阜阳	安徽	81.70
24	淄博齐惠保	淄博	山东	81.70
27	冀惠保	河北	河北	81.55
27	i龙惠保	哈尔滨	黑龙江	81.55
27	惠琼保（B款）	海南	海南	81.55
30	医惠锡城	无锡	江苏	80.93

二、保障水平

应用本章上节中构建的保障水平评价指标体系，基于各普惠型商业医疗保险的现况，对参保条件、覆盖服务和补偿政策3个方面进行评分，并加权综合为保障水平得分。得分最高的前30种普惠型商业医疗保险如表3-5所示，二级指标的具体情况见附表。

表3-5 保障水平得分最高的前30种普惠型商业医疗保险

排名	保险名称	城市/地区	省/直辖市	总分
1	保尚保（方案4）	梅州	广东	90.99
2	西湖益联保	杭州	浙江	90.11
3	浙丽保	丽水	浙江	88.88
4	越惠保	绍兴	浙江	86.78
5	德e保（升级款）	德阳	四川	86.02

(续表)

排名	保险名称	城市/地区	省/直辖市	总分
6	惠州惠医保	惠州	广东	83.19
7	南通全民保	南通	江苏	82.95
8	平安佛医保	佛山	广东	82.89
9	德e保（基础款）	德阳	四川	82.52
9	惠琼保（B款）	海南	海南	82.22
11	苏康保	苏州	江苏	81.67
12	深圳专属医疗险	深圳	广东	81.61
13	常州惠民保（全面款）	常州	江苏	80.44
14	大连工惠保（全面保障方案）	大连	辽宁	80.12
15	穗岁康	广州	广东	79.75
15	保尚保（方案3）	梅州	广东	79.75
17	津城保	天津	天津	79.56
18	苏惠保	苏州	江苏	79.44
19	阜阳惠皖保（升级款）	阜阳	安徽	79.25
20	惠衢保	衢州	浙江	78.55
21	武汉惠医保	武汉	湖北	78.49
22	蚌惠保	蚌埠	安徽	78.23
23	南京宁惠保99款	南京	江苏	77.85
23	南京宁惠保199款	南京	江苏	77.85
25	八闽保	福建	福建	77.65
25	神农保	株洲	湖南	77.65
25	东莞市民保	东莞	广东	77.65
28	常州惠民保（升级款）	常州	江苏	77.27
29	大爱无疆	珠海	广东	77.20
30	惠宿保	宿迁	江苏	76.94

三、发展指数

基于前述方法，在普惠型商保保障能力和保障水平得分的基础上，计算保障能力指数和保障水平指数，并集成为普惠型商保发展指数。发展指数最高的前30种普惠型商业医疗保险如表3-6所示。

表 3-6 发展指数最高的前 30 种普惠型商业医疗保险

排名	保险名称	城市/地区	省/直辖市	保障能力指数	保障水平指数	商保发展指数
1	西湖益联保	杭州	浙江	100.00	98.30	99.15
2	浙丽保	丽水	浙江	96.85	95.93	96.39
3	越惠保	绍兴	浙江	99.22	91.78	95.43
4	保尚保（方案4）	梅州	广东	84.22	100.00	91.77
5	惠州惠医保	惠州	广东	91.71	84.52	88.04
6	南通全民保	南通	江苏	88.92	84.02	86.43
7	平安佛医保	佛山	广东	88.48	83.89	86.16
8	深圳专属医疗险	深圳	广东	88.48	81.22	84.77
9	穗岁康	广州	广东	91.92	77.24	84.26
10	苏惠保	苏州	江苏	90.43	76.56	83.21
11	惠衢保	衢州	浙江	91.92	74.61	82.82
12	保尚保（方案3）	梅州	广东	84.22	77.24	80.66
13	大爱无疆	珠海	广东	88.48	71.60	79.59
14	惠琼保（B款）	海南	海南	76.76	82.50	79.58
15	武汉惠医保	武汉	湖北	82.83	74.47	78.54
16	京惠保	北京	北京	92.55	65.79	78.03
17	苏康保	苏州	江苏	73.66	81.35	77.41
18	阜阳惠皖保（升级款）	阜阳	安徽	77.01	76.15	76.58
19	常州惠民保（全面款）	常州	江苏	74.45	78.72	76.56
20	保尚保（方案2）	梅州	广东	84.22	67.98	75.67
21	津城保	天津	天津	73.66	76.83	75.23
22	南京宁惠保199款	南京	江苏	77.01	73.05	75.00
23	湖南全民保	湖南	湖南	82.83	66.10	74.00
24	齐鲁保	济南	山东	77.51	70.41	73.88
25	蚌惠保	蚌埠	安徽	72.87	73.91	73.39
26	南京宁惠保99款	南京	江苏	73.66	73.05	73.36
27	东莞市民保	东莞	广东	73.66	72.62	73.14
28	常州惠民保（升级款）	常州	江苏	74.45	71.74	73.08
29	医惠锡城	无锡	江苏	75.74	69.51	72.56
30	德e保（升级款）	德阳	四川	58.07	90.28	72.41

以普惠型商保保障能力指数和保障水平指数的中位数（66.47分和62.17分）作为划分标准，目前我国普惠型商保的发展情况可划分为四大类别，如图3-2所示（保险代称见附表1）。

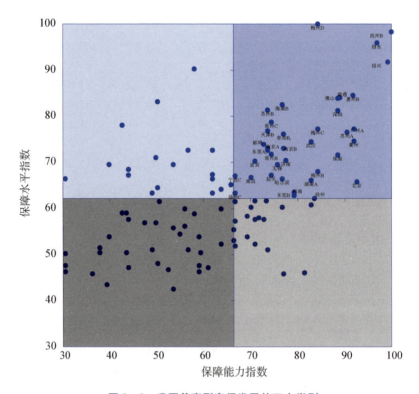

图3-2 我国普惠型商保发展的四大类别

1. 高保障能力高保障水平的普惠型商保：发展指数处于第一象限。主要集中于长三角地区、珠三角地区以及直辖市和省会城市。这些地区多拥有较高的经济发展和基本医疗保障水平。在此基础之上普惠型商保通过政府强有力的支持、较充分的筹资、较为合理的运行，提供较高水平的保障，在多层次医疗保障体系中发挥了积极的补充保障作用。

2. 低保障能力高保障水平的普惠型商保：发展指数处于第二象限。这组保险方案的保障水平较高，然而保障能力有限，可能存在筹资水平偏低、政府支持不足、运行机制不够合理等情况，在实施中可能会面临商保运行和可持续发展的挑战。这一类的普惠型商保应通过增强筹资能力、提升政府支持及改善运行机制等方法着力提高保障能力。

3. 高保障能力低保障水平的普惠型商保：发展指数处于第四象限。这组保险方案的保障能力较高，表明在政府支持、筹资水平及运行机制等方面具有相对优势；然而保障水平有限，提示在保险产品福利待遇设计中可能存在不足，未能提供相对充分的保障。这一类的普惠型商保具有较大的发展潜力，可以借鉴其他省市的经验和做法，通过设计更为合理的福利待遇提升保障程度。

4. 低保障能力低保障水平的普惠型商保：发展指数处于第三象限。这组保险方案的风险统筹能力和财务风险保护水平均相对有限，在后续的实施中可能会失去对参保者的吸引力，存在阻碍可持续发展的隐患。这一类的普惠型商保具有较大的提升空间，应予以重点关注，以促进其保障能力和水平的提升，强化可持续发展。

第三节　典型地区普惠型商业医疗保险保障分析

本节选取4个典型地区，分析普惠型商保在不同地区的保障水平，采用保障水平推算的方式，基于对典型地区基本医疗保险和普惠型商保保障待遇的梳理，测算参保者发生的医疗费用在获得基本医疗保险报销的基础上，普惠型商保所能提供的保障水平，并进行地区差别比较。

一、推算方法简介

（一）代表人群

以城乡居保参保者为代表人群，进行普惠型商业医疗保险保障水平的推算。选取这一人群的主要依据是，在同一统筹地区中，城乡居民基本医疗保险的保障待遇低于城镇职工基本医疗保险，相较于城镇职工而言，城乡居民有更大的可能性超过普惠型商业医疗保险的免赔额而获得保障。

（二）费用参数设定

根据第二章中的分析结果，大部分普惠型商保重点覆盖住院医疗服务。因此，本部分主要以患者的住院医疗费用为例进行推算和分析。由于患者在不同级别医疗机构住院的报销比例不同，为了便于计算，假设居保患者在同一年度内均在三级医疗机构住院。同时，考虑到在实际情况下住院医疗费用既包含医保目录内费用，也包含目录外费用，本研究对目录内、外住院费用的占比进行设定。根据2019年《全国基本医疗保障事业发展统计公报》数据，居保患者在三级医院住院费用中，政策范围内医疗费用的占比平均为84.12%，本研究按85%估算。

因此，本研究设定的居保患者住院费用情境是：在三级医疗机构住院；住院费用中目录内可报销费用占比为85%，目录外费用占比为15%。假定患者的年总住院费用分别为10万元、20万元、30万元、40万元和50万元时，计算普惠型商保的报销情况。此推算暂未考虑患者住院时使用商保特药的报销情况。

（三）具体测算方法

第一，根据当地城乡居民基本医疗保险住院报销政策（起付线、报销比例及封顶线等），计算基本医疗保险对居保患者当年住院费用的报销金额。

第二，根据当地城乡居民基本医疗保险住院报销政策及患者获得基本医疗保险报销后的自付费用情况，计算居保患者获得的大病保险报销金额。

第三，根据当地普惠型商保的报销条款以及患者在居保、大病保险报销之后的个人负担费用情况（含医保支付范围内自付费用和支付范围外自费费用），推算普惠型商保的报销金额。

第四，按照上述方法，同时推算居保患者达到大病起付线、达到普惠型商保起付线、达到居保封顶线时的年度住院医疗费用和各类保险的补偿金额。

需要说明的是，典型城市的普惠型商保的保障范围包括对目录外特药的报销，并制定有明确的特药目录。在现实场景中，住院患者可能使用普惠型商保所列的特药。然而，由于本研究无法得知参保住院患者实际使用特药的情况，因此本部分的推算未考虑普惠型商保对于特药的保障，在一定程度上可能会低估商保的保障水平。

二、A市普惠型商业医疗保险保障分析

（一）A市基本医疗保险制度住院报销政策

A市基本医疗保险包括城镇职工基本医疗保险和城乡居民基本医疗保险，所有参加本市职工医保和城乡居民医保的人员均同时参加大病保险。

1. 城镇职工基本医疗保险

A 市在职职工、退休人员及灵活就业人员参加城镇职工基本医疗保险，住院保障待遇见表 3-7。

表 3-7　A 市城镇职工基本医疗保险住院保障待遇

医疗机构	起付标准/元	起付线~4万元（含）报销比例/%		4万~40万元（含）报销比例/%	
		在职	退休	在职	退休
基层医疗机构	300	88	92	92	96
二级医院	500	84	88	90	94
三级医院	800	82	86	88	92

2. 城乡居民基本医疗保险

A 市城乡居民基本医疗保险住院保障待遇见表 3-8。

表 3-8　A 市城乡居民基本医疗保险住院保障待遇

医疗机构	起付标准/元	报销比例/%	年度最高限额/万元
基层医疗机构	300	80	
二级医院	500	75	30
三级医院	800	70	

3. 大病医疗保险

A 市建立了覆盖城镇职工医保和城乡居民医保参保者的大病保险制度。保障范围为参保患者年度内住院和规定病种门诊、所在省大病保险特殊药品、罕见病药品费用单次或累计符合医疗保险规定的医疗费用中自付超过大病保险起付线以上的部分。具体保障待遇见表 3-9。

表 3-9　A 市大病保险保障待遇

参保者	起付标准/万元	报销比例/%		年度最高限额/万元
职工医保	退休：1.3 在职：2.5	0~10万元（含） 10万~20万元（含） 20万~40万元（含） 40万元及以上	75 80 85 90	60

(续表)

参保者	起付标准/万元	报销比例/%		年度最高限额/万元
居民医保	2.5	0~10万元（含） 10万~20万元（含） 20万元及以上	70 75 80	60

（二）普惠型商业医疗保险报销条款

A 市的普惠型商保由所在省医疗保障局、A 市医疗保障局等相关政府部门联合指导，自 2021 年 1 月 1 日起保障开始生效，保险期限为 1 年。A 市所有基本医疗保险参保者均可参加。该保险产品由 5 家保险公司联合承保。保费为 150 元/（人·年），投保没有年龄、健康状况、既往症及职业类别等限制。

该普惠型商保覆盖的保障范围包括：大病保险补充医疗费用，住院和规定病种门诊病种医保目录外合理药品、材料补充费用，特定肿瘤及危重症创新药品耗材费用，3 种罕见病专项药品费用，具体保障方案见表 3-10。

表 3-10　A 市普惠型商保保障方案

保险责任	保障范围	待遇水平		
		免赔额/万元	报销比例/%	赔付额上限/万元
责任一	大病保险补充医疗费用	0（同大病保险起付线）	80	120
责任二	住院和规定病种门诊病种目录外合理药品、材料费用	1	1万~2万元：65 >2万元：75	120
责任三	特定肿瘤及危重症创新药品、耗材医疗费用	1	60	50
责任四	3 种罕见病专项药品医疗费用	1	60	10

（三）A 市普惠型商保保障水平测算

按前述测算方法进行各类医疗保险报销水平的测算，结果如表 3-11 所示。由于 A 市对医保目录外合理的药品、材料费用给予报销且起付线相对较低，因此 A 市城乡居保患者年总住院费用超过 66 667 元之后，即医保目录外费用（假定均为合理的药品、材料费用）超过 1 万元起付线时，可获得普惠型商保的补偿，此时尚未达到患者大病保险的起付线。患者住院费用越高，普惠型商保报销金额占总费用的比例越高，患者自付比例越低。达到居保封顶线时的年总住院费用为 352 941 元。年总住院费用达到 50 万元时：居保和大病保险的报销比例合计为 69.74%；普惠型商保报销金额达 8.89 万元，报销比例为 17.77%；患者自付金额为 6.37 万元，自付比例为 12.76%。

表 3-11 A 市普惠型商保保障水平测算结果

费用报销情况	年住院费用/元							
	66 667	95 843	100 000	200 000	300 000	352 941	400 000	500 000
居保报销金额/元	39 107	56 467	58 940	118 440	177 940	209 440	209 440	209 440
大病保险报销金额/元	0	0	742	18 592	36 442	45 892	74 170	137 920
基本医保实际报销比例/%	58.66	58.92	59.68	68.52	71.46	72.34	70.90	69.47
商保报销金额/元	0	2 845	3 504	19 374	36 744	45 940	60 612	88 862
商保实际报销比例/%	0	2.97	3.50	9.69	12.25	13.02	15.15	17.77
患者自付金额/元	27 560	36 532	36 814	43 594	48 874	51 669	55 778	63 778
患者自付比例/%	41.34	38.12	36.81	21.80	16.29	14.64	13.94	12.76
说明	达到商保起付线	达到大病起付线				达到居保封顶线		

三、B 市普惠型商业医疗保险保障分析

（一）B 市基本医疗保险制度住院报销政策

B 市基本医疗保险包括城镇职工基本医疗保险和城乡居民基本医疗保险；

补充医疗保险方面,城镇职工有重大疾病医疗补助和补充医疗保险,城乡居民有大病医疗保险。

1. 城镇职工

(1) 城镇职工基本医疗保险

B市的在职职工、退休及灵活就业人员参加城镇职工基本医疗保险,保障待遇见表 3-12。

表 3-12　B 市城镇职工基本医疗保险住院保障待遇

医疗机构	起付标准/元		报销比例/%		年度最高限额/万元
	在职	退休	在职	退休	
基层医疗机构	400	280	90	93	
二级医院	800	560	85	89.5	74.10
三级医院	1 600	1 120	80	86	

(2) 职工重大疾病医疗补助

在一个职工医保年度内,统筹基金支付额累计超过最高支付限额后,参保者所发生的住院及二类门诊特定病种基本医疗费用,由重大疾病医疗补助基金按 95% 比例支付,一类门诊特定病种、普通门诊基本医疗费用由重大疾病医疗补助基金按相应规定的标准支付,累计最高支付限额为上年度在岗职工年平均工资的 3 倍,2020 年,职工医保的年度最高支付限额为 370 494 元。

(3) 职工补充医疗保险

在一个职工医保年度内,职工补充医疗保险参保者因病住院或者进行二类门诊特定病种治疗发生的符合规定范围内的医疗费用中,属于统筹基金最高支付限额以下所对应的个人自付医疗费用,累计 2 000 元以上部分由职工补充医疗保险金支付 70%。

2. 城乡居民

(1) 城乡居民基本医疗保险

B 市城乡居民基本医疗保险待遇见表 3-13。

表 3-13　B 市城乡居民医疗保险住院保障待遇

医疗机构	起付标准/元	报销比例/%	年度最高限额/万元
基层医疗机构	150	90	
二级医院	300	80	28.19
三级医院	500	70	

（2）城乡居民大病医疗保险

参保人员住院或进行二类门诊特定病种治疗发生单次或累计符合医疗保险规定的医疗费用自付超过城乡居民大病保险起付线以上部分，大病保险基金给予报销，最高支付限额为 45 万元，具体待遇水平见表 3-4。

表 3-14　B 市城乡居民大病医疗保险待遇

起付标准/万元	报销比例/%		年度最高限额/万元
	起付线~1.8 万元（含）	70	
1.8	1.8 万~26.38 万元（含）	75	45
	26.38 万元及以上	90	

(二) B 市普惠型商业医疗保险报销条款

B 市普惠型商保由该市政府部门指导，是一款本地基本医保参保者专属的商业补充健康保险。自参保起次月 1 日开始生效，保险期限为 1 年。该保险由 4 家保险公司组成的共保体联合承保，2021 年保费标准为 180 元，参保时无年龄、健康状况、既往症及职业类别限制。

该普惠型商保的保障范围主要涵盖普通门（急）诊、门诊特定病种、住院及 5 种特定癌症筛查等多项保障，具体保障方案见表 3-15。

表 3-15　B 市普惠型商保保障方案

保险责任	保障范围	待遇水平		
		免赔额/万元	报销比例/%	赔付额上限
责任一	住院和门特医疗费用	1.8	80	100 万元

(续表)

保险责任	保障范围	待遇水平		
		免赔额/万元	报销比例/%	赔付额上限
责任二	目录外住院合规药品和检验检查费用	1.8	70	100万元
责任三	门诊合规药品费用	1.8（国谈品种、创新药）	60	30万元
		5（其他）	50	
责任四	特殊医用耗材补偿	0	70	5.5万元
责任五	指定病种筛查费用	0	80	100元

（三）B市普惠型商保保障水平测算

按前述方法进行B市各类医疗保险报销水平的测算，结果如表3-16所示。在B市基本医保与大病医保的基础上，患者年总住院费用超过69 216元之后，可获得普惠型商保的补偿。住院费用越高，普惠型商保报销金额占总费用的比例越高，患者自付比例越低。居保封顶线的年总住院费用为331 624元。年总住院费用达到50万时：居保和大病保险报销比例合计为70.36%；普惠型商保报销金额达8.41万元，报销比例为16.82%；患者自付金额为6.41万元，自付比例为12.83%。

表3-16　B市普惠型商保保障水平测算结果

费用报销	年住院费用/元						
	69 216	100 000	200 000	300 000	331 624	400 000	500 000
居保报销金额/元	40 834	59 150	118 650	178 150	196 910	196 910	196 910
大病保险报销金额/元	0	4 710	22 313	41 438	47 528	91 118	154 868
社会医保实际报销比例/%	58.99	63.86	70.48	73.20	73.71	72.01	70.36
商保报销金额/元	0	2 512	17 230	32 830	37 775	56 578	84 078
商业医保实际报销比例/%	0	2.51	8.62	10.94	11.39	14.14	16.82
患者自付金额/元	28 382	33 628	41 808	47 583	49 412	55 395	64 145
患者自付比例/%	41.01	33.63	20.90	15.86	14.90	13.85	12.83
说明	同时达到大病和商保起付线				达到居保封顶线		

四、C 省普惠型商业医疗保险保障分析

C 省医疗保障实行省级统筹，基本医疗保险包括城镇从业人员基本医疗保险和城乡居民基本医疗保险；大病补充医疗保险对于城镇从业人员为大额医疗费用补助，对城乡居民为大病医疗保险。

（一）C 省基本医疗保险制度住院报销政策

1. 城镇职工

（1）城镇从业人员基本医疗保险

在 C 省就业的在职职工、退休人员及灵活就业人员皆参加城镇从业人员基本医疗保险。保障待遇见表 3-17。

表 3-17 C 省城镇从业人员基本医疗保险住院保障待遇

医疗机构	起付标准/元	报销比例/%		年度最高限额/万元
		在职	退休人员	
基层医疗机构	在职：800 退休：600	90	90	26
二级医院		88	90	
三级医院		85	90	

注：不足年限退休人员的报销比例，缴费年限每差一年减少 3%。

（2）城镇从业人员大额医疗费用补助

城镇从业人员基本医疗保险参保人员在定点医疗机构发生符合基本医疗保险规定的住院、门诊慢性特殊疾病医疗费用，经基本医疗保险报销后，个人单次或累计支付超过 6 000 元以上部分（按次结算，分段补助，详细分段及报销比例见表 3-18），对基本医疗保险统筹基金支付超出年度最高限额（26 万元）以上的个人自付部分以 85% 报销比例给予补助。一个自然年度内，城镇从业人员大额医疗费用补助的最高支付限额为 30 万元（表 3-18）。

表 3-18　C 省城镇从业人员大额医疗费用补助保障待遇

起付标准/元	报销比例/%		年度最高限额/万元
6 000	起付线~1.8 万元	75	30
	1.8 万（含）~3.4 万元	80	
	3.4 万（含）~5 万元	85	
	5 万（含）~6.6 万元	90	
	6.6 万及以上	95	
	超出基本医保年度封顶线（26 万元）部分	85	

2. 城乡居民

（1）城乡居民基本医疗保险

C 省城乡居民医疗保险住院保障待遇见表 3-19。

表 3-19　C 省城乡居民医疗保险住院保障待遇

医疗机构	起付标准/元	报销比例/%	年度最高限额/万元
基层医疗机构	100	90	15
二级医院	300	75	
三级医院	350	65	

（2）城乡居民大病医疗保险

参保患者年度内住院、门诊慢性特殊性疾病单次或累计符合医疗保险规定的医疗费用自付超过大病保险起付线以上部分，大病保险基金给予报销。具体保障待遇见表 3-20。

表 3-20　C 省城乡居民大病医疗保险待遇

起付标准/万元	报销比例/%		年度最高限额/万元
0.8	起付线~1.6 万元	60	30
	1.6 万~3.2 万元	65	
	3.2 万~4.8 万元	70	
	4.8 万~6.4 万元	75	
	6.4 万~8 万元	80	
	8 万~9.6 万元	85	
	9.6 万元及以上	90	

(二) C省普惠型商保报销条款

C省普惠型商业补充医疗保险自2021年1月1日起实施,保险期限为1年。该保险产品由4家保险公司组成的共保体共同承办。该保险分为A款和B款,2021年保费标准分别为59元/人、88元/人。基本医疗保险参保者(包括职工、居民及公务员)均可自愿参保。

该普惠型商保覆盖的保障范围包括医保目录内住院和慢性特殊疾病门诊的自付费用、医保目录外治疗性药品费用及特定高额药品费用,具体保障方案见表3-21。其中,B款相对于A款增加了责任四,即对参保人员因初次罹患本产品所附《特定高额药品目录》中所列疾病时的保障,包含21种在国内已上市的和49种在国内未上市的当前国际上最先进的肿瘤、罕见病等治疗所需的昂贵药品。保障责任四有疾病既往症限制,且需要联系保险公司在指定医院或药房购买使用《特定高额药品目录》中的药品。

表3-21 C省普惠型商保保障方案

保险责任	保障范围	待遇水平			A款	B款
		免赔额/万元	报销比例/%	赔付额上限/万元		
责任一	基本医保支付范围内个人负担医疗费用(住院+门慢)	2	80		√	√
责任二	基本医保支付范围内高额合规医疗费用(住院+门慢)	45	100	100	√	√
责任三	基本医保目录范围外住院自费药品	2	50	10	√	√
责任四	特定高额药品费用	0	100	100		√

(三) C省普惠型商保保障水平测算

按前述方法进行C省各类医疗保险报销水平的测算,结果如表3-22所示。在C省基本医保与大病医保的基础上,患者年总住院费用超过133 333元时,开始获得普惠型商保的补偿。住院费用越高,普惠型商保报销金额占总费用的比例越高,患者自付比例越低。达到居保封顶线和大病医保封顶线的年总住院费用分别为 176 471 元和 467 791 元。年总住院费用达到 50 万元时:居保和大病保险的报销比例合计为 68.68%;普惠型商保报销金额达 7.66 万元,报销比例为 15.32%;患者自付金额为 8.01 万元,自付比例为 16.03%。

表 3-22 C 省普惠型商保保障水平测算结果

费用报销	年住院费用/元							
	27 303	100 000	133 333	176 471	200 000	300 000	467 791	500 000
居保报销金额/元	14 857	55 023	73 439	97 273	97 273	97 273	97 273	97 273
大病保险报销金额/元	0	13 258	19 704	28 664	43 502	117 640	246 000	246 000
社会医保实际报销比例/%	54.42	68.28	69.86	71.36	70.39	71.64	73.38	68.65
商保报销金额/元	0	0	0	6 206	12 100	28 290	52 284	76 602
商保实际报销比例/%	0.00	0.00	0.00	3.52	6.05	9.43	11.18	15.32
患者自付金额/元	12 445	31 720	40 190	44 328	47 125	56 798	72 234	80 126
患者自付比例/%	45.58	31.72	30.14	25.12	23.56	18.93	15.44	16.03
说明		达到大病保险起付线		达到商保起付线	达到居保封顶线		达到大病封顶线	

五、D 市普惠型商业医疗保险保障分析

(一) D 市基本医疗保险制度住院报销政策

D 市基本医疗保险包括城镇职工基本医疗保险和城乡居民基本医疗保险。针对城乡居民建立了城乡大病医疗保险制度,资金从城乡居民医保基金中划拨。D 市于 2010 年建立完善大病医疗互助补充保险,所有基本医保参保者可以自愿缴费参加。2016 年,建立了重特大疾病医疗保险药品目录,选取 26 个医保目录外的个人负担较重、疗效确切的药品,通过招标谈判降低其价格并纳入重特大疾病医疗保险报销范围。

1. 城镇职工基本医疗保险

D市行政区域内城镇单位就业的在职职工、退休人员及灵活就业人员参加城镇职工基本医疗保险。一个自然年度内统筹基金为个人支付的医疗费累计不超过上一年度职工平均工资的4倍。2019年，D市城镇职工平均工资为77 892元，即年度最高限额为311 568元。具体保障待遇见表3-23。

表3-23 D市城镇职工基本医疗保险住院保障待遇

医疗机构	起付标准/元	报销比例/%	年度最高限额/万元
基层医疗机构	200	92	
二级医院	400	90	31.16
三级医院	800	85	

注：①参保人员在一个自然年度内多次住院的，起付线逐次降低100元，但最低不低于160元；②符合条件并与医疗保险经办机构签订住院医疗服务协议的社区卫生服务中心（含乡镇卫生院），起付线为160元，报销比例为95%；③住院报销比例根据年龄进行调整：年满50周岁的增加2%，年满60周岁的增加4%，年满70周岁的增加6%，年满80周岁的增加8%，年满90周岁的增加10%，年满100周岁及以上参保人员在定点医疗机构发生的符合基本医疗保险报销范围的住院医疗费报销比例为100%，根据年龄增加后的医疗费报销比例，不得超过100%。

2. 城乡居民

（1）城乡居民基本医疗保险

D市城乡居民医疗保险待遇水平详见表3-24。年度最高限额为上一年度城镇居民可支配收入的6倍，2019年，D市城镇居民可支配收入为45 878元，年度最高限额为27.53万元（表3-24）。

表3-24 D市城乡居民医疗保险住院保障待遇

医疗机构	起付标准/元	报销比例/%		年度最高限额/万元
		低档	高档	
基层医疗机构	100	95	95	
一级医院	100	85	87	27.53
二级医院	200	75	82	
三级医院	500	53	68	

注：基层医疗机构包括乡镇卫生院、社区卫生服务中心。

（2）城乡居民大病医疗保险

D市城乡居民大病医疗保险由商业保险机构承办，通过招投标确定，采用合同管理的方式约定赔付率和筹资标准。大病保险资金从城乡居民基本医疗保险基金中划拨。

在大病保险的一个保险有效期内，单次住院或多次住院需个人负担的合规医疗费用累计超过上年度城乡居民人均可支配收入的50%的部分按报销比例予以报销。2019年，D市城乡居民人均可支配收入为39 503元，因此大病医疗保险的起付标准为19 751.5元。

城乡居民基本医疗保险及大病保险合并支付金额超过当年城乡居民基本医疗保险封顶线规定的，城乡居民基本医疗保险不再支付。超出封顶线部分属于大病保险报销范围的，由大病保险按照规定报销，不设封顶线（表3-25）。

表3-25　D市城乡居民大病医疗保险待遇

起付标准/元		报销比例/%
19 751.5	起付线~0.5万元	60
	0.5万~2万元	85
	2万~5万元	90
	5万元以上	96

3. 大病医疗互助补充医疗保险

为减轻参保人员医疗负担，2010年，D市对其原有的住院补充医疗保险进行整合完善，设立了大病医疗互助补充保险。城镇职工基本医保和城乡居民基本医保的参保人员均可以自愿参加该保险。个人缴费分为高、低两档。高档保障待遇相对较高，体现为报销比例相对提高，且高档封顶线为40万元，低档封顶线为20万元。大病医疗互助补充保险深受居民欢迎，参保人数连续多年与参加基本医保的人数持平，有效减轻了参保人员医疗费用负担。起付线以上的医疗费用分段及报销比例见表3-26。

表 3-26 D 市大病医疗互助补充保险待遇

起付标准/元	报销比例/%			年度最高限额/万元
	合规费用分段	低档	高档	
同基本医保	0~1 万元	38.5	77	低档：20 高档：40
	1 万~3 万元（含）	40	80	
	3 万~5 万元（含）	43	85	
	5 万元以上	60	90	

大病保险实行后，参加大病医疗互助补充保险的城乡居民参保者住院医疗费用的补偿按照城乡居民基本医疗保险、大病保险、大病医疗互助补充保险的顺序进行报销。

（二）D 市普惠型商保报销条款

D 市普惠型商保由省医疗保障局、市医疗保障局指导，自 2020 年 7 月 1 日起生效，保险期限为 1 年。该保险产品由 10 家商保公司联合承办。该保险 2020 年保费为 59 元/人。D 市所在省本级、D 市基本医疗保险参保者均可自愿参保。

该普惠型商保覆盖的保障范围包括医保目录内医疗费用中经医保报销后的个人自付部分和特定高额药品费用，具体保障方案见表 3-27。

表 3-27 D 市普惠型商保保障方案

保险责任	保障范围	待遇水平		
		免赔额/万元	报销比例/%	赔付额上限/万元
责任一	医保目录内医疗费用的个人自付部分	2	75	100
责任二	特定高额药品费用			

（三）D 市普惠型商保保障水平测算

按前述方法进行 D 市各类医疗保险报销水平的测算，结果如表 3-28 所示。在 D 市居保、大病医保和大病医疗互助补充保险报销的基础上，患者年总住院费用超过 457941 元时，可获得普惠型商保对其住院费用的补偿。达到大病医保起付线和居保封顶线时，年总住院费用分别为 61 293 元和 359 092 元。年总住院费用达到 50 万元时：大病保险是患者医疗保障的主要来源，居保、大病保险、互助补充保险的报销比例合计达 80.8%；普惠型商保报销金额为 617 元，报销比例为 0.12%；患者自付金额为 9.52 万元，自付比例为 19.04%。

表 3-28 D 市普惠型商保保障水平测算结果

费用报销	年住院费用/元							
	50 000	61 293	100 000	200 000	359 092	400 000	457 941	500 000
居保报销金额/元	22 260	27 347	44 785	89 835	161 506	164 099	164 099	164 099
大病保险报销金额/元	0	0	15 750	52 747	113 762	144 654	191 934	226 254
大病医疗互助补充保险报销金额/元	7 946	9 751	9 636	10 817	11 834	12 380	13 217	13 825
社会医保实际报销比例/%	60.41	60.53	70.17	76.70	79.95	80.28	80.63	80.84
商保报销金额/元	0	0	0	0	0	0	0	617
商保实际报销比例/%	0.00	0.00	0.00	0.00	0.00	0.00	0.00	0.12
患者现金卫生支出金额/元	19 794	24 195	29 829	46 601	71 990	78 867	88 691	95 206
患者现金卫生支出比例/%	39.59	39.47	29.83	23.30	20.05	19.72	19.37	19.04
说明		达到大病保险起付线			达到居保封顶线		达到商保起付线	

六、地区间比较

综合上述 4 个典型地区在假定情境下各类医疗保险保障水平的测算结果，对比各地区在达到普惠型商保起付线、大病医保起付线和基本医保封顶线时的年住院费用、商保报销比例和患者自付比例（表 3-29）。

通过比较可以发现，4 个典型地区通过构建以基本医疗保险为主、商业医疗保险、互助保险为补充的多层次保障体系，有效减轻了患者的自付费用负担，尤其是对于高费用患者的保障水平更高。同时，各地基本医疗保险和普惠型商业医疗保险的待遇设计各有不同，因而保障水平存在差异。

从参保者达到普惠型商业医保和大病医保起付线时的医疗费用来看，A市由于其普惠型商保对目录外费用报销的起付线为4个地区中最低（1万元），因此，当患者年住院费用超过66667元即医保支付范围外费用（假定均为合理的药品、材料费用）超过1万元起付线时可获得商保报销，此时尚未达到大病医保起付线。B市普惠型商业医保起付线与大病医保起付线相同，年住院费用超过69216元时可同时获得大病医保和商业医保的报销。C省由于其大病医保起付线较低，年住院费用超过27303元时可获得大病医保报销，年住院费用超过133333元时可获得商业医保报销。D市的基本医疗保险形成了多层次保障体系，且大病保险不设封顶线，因此，其基本医疗保险对高额医疗费用的保障水平高于其他地区；然而，由于其普惠型商保的覆盖范围不包含医保目录外住院费用，导致达到商业医保起付线的住院费用水平较高，为457941元。

从达到基本医保封顶线时的商保保障水平来看：A市和B市的普惠型商保的报销比例分别为13.02%和11.39%；C省商业医保报销比例较低，为3.52%；D市则尚未达到商业医保起付线（表3-29）。

表3-29 4个典型地区普惠型商保在不同费用水平下的保障程度比较

	费用及报销	A市	B市	C省	D市
达到商业医保起付线	年住院费用/元	66667	69216	133333	457941
	商业医保报销比例/%	0.00	0.00	0.00	0.00
	患者自付比例/%	41.34	41.01	30.14	19.37
达到大病医保起付线	年住院费用/元	95843	69216	27303	61293
	商业医保报销比例/%	2.97	0.00	0.00	0.00
	患者自付比例/%	38.12	41.01	45.58	39.47
达到基本医保封顶线	年住院费用/元	352941	331624	176471	359092
	商业医保报销比例/%	13.02	11.39	3.52	0.00
	患者自付比例/%	14.64	14.90	25.12	20.05

综合分析年住院费用不同水平的情境，4个典型地区基本医保、普惠型商保及患者自付比例见图3-3。

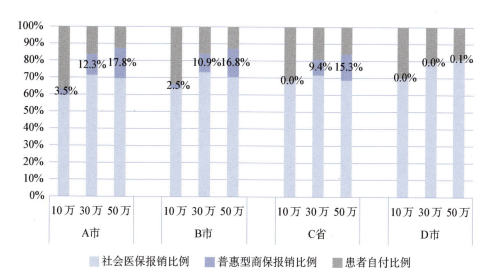

图3-3 4个典型地区的基本医保报销比例、普惠型商保报销比例及患者自付比例

从图中可以看出，在不同住院费用水平下，基本医疗保险是减轻患者住院费用负担的主要保障。随着住院费用的增加，普惠型商保报销金额占总医疗费用的比例也上升，原因主要包括两个方面：一是费用达到基本医疗保险封顶线后，基本医疗保险的补偿不再增加，封顶线之上的费用更多由商保报销；二是对于保障范围包含医保目录外费用的普惠型商保，总住院费用越高则医保目录外费用越高，这为商保保障提供了更多空间。

对D市而言，由于其基本医疗保险保障水平较高，尤其是对于高额费用的报销比例明显高于其他地区，而其普惠型商保对于住院服务仅报销医保支付范围内自付费用，因此在本研究设定的住院费用情境下，D市普惠型商保为患者提供的保障水平有限。需要说明的是，D市普惠型商保对于目录外特药的保障是其特色，且特药保障与支付范围内住院自付费用的保障共用免赔额。由于无法获得参保住院患者使用特药的情况，本分析未考虑普惠型商保对于特药的补偿，因此可能低估商保的补偿水平。

第四章 普惠型商业医疗保险的实施经验与发展挑战

第一节　普惠型商业医疗保险的实施经验

2019—2020 年，普惠型商业医疗保险在我国迅速发展，覆盖参保者逾 5 000 万人。这种新型商业医疗保险尚在发展初期，基于对普惠型商业医疗保险发展现况的分析和对部分典型城市的调研，归纳现阶段成功实施的主要经验如下。

一、保障待遇与基本医疗保险方案紧密衔接，满足参保者多层次需求

普惠型商业医疗保险在保障待遇上注重与基本医疗保险的衔接，重点对患者住院医疗费用中基本医保报销之后的自付费用和医保目录外重大疾病药品费用提供保障，还覆盖部分医保支付范围外的住院费用和健康管理等附加服务。一方面，减轻了参保者自付费用负担；另一方面，满足了参保者对创新药品、新技术等多层次的需求，起到为基本医疗保险参保者"量身定制"的补充保障作用。保险产品合理的定位和适宜的保障待遇设计是保持对参保者吸引力的关键。

二、以普惠参保为基本出发点，注重覆盖人群的广度

不同于以往面向个体、按个人健康风险精算保费的商业医疗保险，普惠型商保的目标群体是广大基本医疗保险的参保者。在保费方面，以一定的人群覆盖率为预期，基于大数法则测算统一水平的保险费，且保费水平较低，为普通

家庭可负担。在参保条件方面，允许带病参保，无年龄、职业限制，与普通商业保险相比参保条件更为宽松，使以往被商业医疗保险排除在外的风险人群有机会参保。这些特征都有助于扩大保险的人群覆盖面，达成"所有阶层和群体能够以平等的机会、合理的价格享受"的普惠目标。

三、政府的引导和支持助力顺利启动

对于普惠型商业医疗保险这种新兴的保险类型，各地政府给予了不同程度的支持，有力地保障了保险的顺利开展。政府对普惠型商保的产品设计给予指导、提供数据用于模拟测算，有助于保险公司准确把握产品定位，开发出符合广大参保者需求的保险方案。政府参与对普惠型商保的宣传、发布和解释说明，相当于用政府的公信力和影响力为普惠型商保背书，极大地提升了公众对保险产品的认可度和信任度。政府允许使用医保个人账户购买普惠型商保，进一步消除了参保的经济障碍。政府多措并举，使普惠型商保在市场上获得需方的认可并实现一定规模的人群覆盖，从而顺利启动实施。

四、第三方平台发挥专业优势，共保体提升抗风险能力

普惠型商保在运行上多采用"平台＋N"的形式，即以第三方保险服务公司为平台，负责保险方案设计，参与保险销售，多家保险公司与平台合作，以共保体形式承保保险产品。这种运行方式的优势在于：第一，第三方服务平台在保险服务、医疗服务、健康管理、患者支付等方面具有业务基础，基于自身优势开展普惠型商保方案的设计和运营，较保险公司更具专业性，并有效地确保了由多家保险公司共同承办时保险方案的统一，以及不同年份间的延续性；第二，由第三方服务平台作为中介与医保主管部门以及多家保险公司沟通协商，有助于提升协作效率；第三，多家保险公司共同承保，且采取统一的费率、统一的保险方案及统一的赔付服务，在保障参保者享受公平福利的同时提升了保险的抗风险能力。

五、互联网技术使服务便捷化

在普惠型商保推广的过程中,保险公司和第三方平台依托互联网技术,确保了精准的信息传递、便捷的投保渠道,改善了参保者的保险可及性,提高了参保效率。同时,在普惠型商保的运行中,通过互联网可实现线上理赔、咨询服务等便利化服务,使参保者有良好的受保体验。

第二节 普惠型商业医疗保险面临的挑战

一、普惠型商保实施中面临的挑战

普惠型商保在实施的过程中面临着许多风险和问题,给其可持续性带来挑战。

(一)参保与筹资的风险

1. 可能存在逆向选择

与其他商业保险产品一样,普惠型商保为自愿参保,不可避免地存在逆向选择,即健康状况较差、疾病风险较高的人更倾向于参保,而健康状况较好的人参保意愿较低。尤其是普惠型商保对于参保条件的限制较少,允许既往症人群、老年人群等风险较高的人群参保,这可导致参保人群由于较高疾病风险的人占比较大而无法实现有效的风险分担,从而导致实际医药补偿费超过预期。

2. 人群覆盖规模不足

自愿参保情况下,商业医疗保险的参保规模难以进一步提升。大数法则是保险运行的基础,人群覆盖率越高,保险风险统筹的能力越强。尤其是对于普惠型商保而言,其筹资水平较低,更需要依托参保人群的规模实现有效的风险分担。目前,普惠型商保覆盖的人群有限,平均而言每个保险覆盖的参保人数仅22万人(中位数),人群覆盖率超过20%的仅有7个商保方案。有些地区甚至出现因参保人数过少而保险终止的情况。

3. 可能存在筹资不足

普惠型商保实施社区费率,即参保者缴纳统一的保费,而非根据个人疾病风险制订保费;且保费水平相对较低,大部分商保方案的保费不足百元。在逆向选择较多、高风险人群占比较大的情况下,可能会出现筹资不足。

(二)支付的风险

1. 保障待遇有限与宽泛并存

一方面,超过90%的普惠型商保对既往症有限制,其中7%的商保方案不允许带病参保,70%的商保方案允许带病参保但既往症费用不赔付,14%的保险允许带病参保但既往症费用赔付比例降低。普惠型商保中既往症的范围包括恶性肿瘤、肝肾疾病、心脑血管疾病、糖脂代谢疾病及肺部疾病等常见且费用负担较重的疾病,将这些现患疾病排除在保障范围之外或给予较低水平的保障,将限制参保者的实际受益面和受益水平。

另一方面,部分城市的普惠型商保存在保障待遇过于宽泛的情况。例如,有些保险对既往症的参保和报销均无限制,且免赔额较低,报销比例和保额较高。宽泛的保障范围和较高的保障水平对于参保者而言,尤其是既往症或疾病风险较高的人群而言是更好的福利,然而较低筹资水平下的高福利会对普惠型商保的可持续性带来挑战。

2. 参保者受益存在约束条件

普惠型商保从保障方案上看报销比例高、保额高,然而参保者要获得保险补偿存在着一定的约束条件。

第一,参保条件限制了部分参保者的受益水平。如大部分商保方案对于既往症的相关费用不予赔付或赔付比例较普通人群降低,这将导致既往症人群的保障程度较低,而这部分人群往往是疾病负担相对较重的人群。

第二,免赔额较高。部分普惠型商保方案对于基本医保支付范围内住院费用、特药、医保支付范围外住院费用等不同的保障范围分别设定了单独的免赔额,导致综合免赔额达到4万~5万元。考虑到免赔额为患者获得基本医疗保险、大病保险报销后的自付或自费金额,较高的免赔额意味着患者总医疗费用要达到十多万元甚至几十万元才能获得商保报销，受益人群和受益水平有限。

第三，对医疗服务类别和机构有限定。目前，普惠型商保的保障范围主要集中于医保支付范围内住院自付费用、自费费用以及特定高额药品费用。这意味着参保者只有住院时才有可能获得商保报销，门诊服务较难获得报销；在二、三级医疗机构或特约药店发生的特药费用才能获得商保报销，而在其他机构发生的特药费用不能报销。对医疗服务类别和机构的限定是保险公司控制风险的方式，然而客观上也限制了参保者的受益范围。

3. 确定支付范围缺乏明确标准

保险支付范围的确定是医疗保险重要的管理工具之一，对于基本医疗保险和商业医疗保险来说均是如此。在我国基本医疗保险中，按照明确的原则和流程，形成了药品目录、诊疗项目目录、医疗服务设施标准"三大目录"，并实行动态调整。普惠型商保虽建立了特药目录，覆盖基本医保药品目录外的高额特药，然而药品的遴选原则、标准尚不明晰。目前，特药目录主要集中于肿瘤药和罕见病，未能完整覆盖常见的癌症种类，也未结合基本医保药品目录考虑不同癌种间保障的公平性。

4. 可能出现赔付率较低的情况

部分地区在设计普惠型商保方案时缺乏充分的基础数据，可能导致保费测算不准确。当经过充分的宣传、推广，在参保人数具有相当规模的情况下，普惠型商保可能由于保障水平偏低而出现赔付率较低的情况。

（三）运营的风险

在少数地区，市场上存在着针对同一参保目标群体，由不同保险公司承保的不同普惠型商保方案。例如，同一地区存在多个市级商保方案，或市级、省级商保方案同时存在。这意味着不同险种在同一市场上竞争目标参保者，可能造成每个险种的参保人群规模不足，或恶意压价竞争的情况。

有些地区政府部门要求普惠型商保的赔付率需达到一定水平，且对最低赔付率水平设定较高（如85%），然而尚未形成明确的问责机制及可操作的超额利益返还机制。这可能在一定程度上影响最低赔付率管制的实现。

上述参保、筹资、支付、运行等方面存在的问题和风险相互作用和影响，可能对普惠型商保的可持续发展产生不利影响。如何保持对健康人群的吸引力、应对逆向选择，如何保持合理的赔付率底线，如何合理确定商保支付范围、提升保险支付效率，是普惠型商保可持续发展需要重点考虑的关键问题。

二、政府在普惠型商业医疗保险发展中的作用有待明确

作为一种与基本医疗保险紧密衔接的补充性保险、多层次医疗保障体系中的重要组成，普惠型商保的发展离不开政府的指导和推动。政府能够为发挥市场机制创造条件，为普惠型商保给予方案设计指导、基础数据信息等支持。充分、有效地发挥政府和市场的各自作用，公立部门和私立部门共同推进，是促进普惠型商保发展的必然之路。

然而，目前政府在普惠型商保发展中的作用定位尚不明确，这导致政府部门实际参与程度存在很大差异。部分地区政府部门未对普惠型商保给予支持，甚至"退避三舍"；部分地区政府部门参与普惠型商保的程度较深，模糊了政府和市场的边界，甚至"越俎代庖"，对普惠型商保的实施发挥主导作用。这两种情形均不利于商业保险应用市场机制，发挥专业优势，在一定程度上影响了普惠型商保的高质量发展。

三、普惠型商业医保与基本医疗保险存在相互影响

普惠型商保的覆盖范围和保障水平与基本医疗保险紧密衔接互补，共同为参保者提供保障，两者之间存在相互影响。一方面，普惠型商保对参保者提供基本医保支付范围内的补充保障，参保者的自付费用得到进一步分担，意味着参保者的医药服务价格降低。多重保障可能促使供需双方费用意识的降低，产生道德风险，诱导需求的行为，导致卫生资源利用的浪费，最终增加基本医疗保险和普惠型商保的支出。另一方面，基本医疗保险的政策调整或改革会直接或间接影响普惠型商保。例如，医保药品目录调整将部分创新药品纳入基本医

保支付范围，则商保对这部分药品的支出将减少；医保支付范围内的药品、医用耗材通过集中采购降低价格，参保者相关医疗费用减少，超过商保免赔额的人数减少，这将会间接减少商保报销支出；对基本医疗保险对目录外的自费费用、不合理费用、违规行为等加强监管，将间接影响普惠型商保的保障水平。因此，应注意普惠型商业医保与基本医疗保险之间的相互作用与影响，使两者相互助力，协同发展。

第五章 补充性商业健康保险发展的国际经验

第一节 国际商业健康保险的功能及发展现况

一、国际商业健康保险的功能分类及其人群覆盖情况

(一) 功能分类

商业健康保险又称为私人健康保险(private health insurance,PHI)或自愿健康保险(voluntary health insurance,VHI)。商业健康保险根据其功能定位可分为4种类型：替代型(substitutive)、补充型(supplementary)、费用补足型(complementary-user charges)和服务补足型(complementary-services)[1][2](表5-1)。

表5-1 商业健康保险的类型与功能

主要类型	功能	市场发展的驱动力	代表国家
替代型(substitutive)	作为特定人群的主要保险。此类人群通常是被公共健康保险排除在外的或可以选择退出的人群，主要为高收入人群	提高人群的覆盖程度	德国，美国
补充型(supplementary)	增加对私立医疗机构服务的可及性，减少候诊时间，增加对服务提供者的选择性和服务便利性	提高患者满意度，改善就医体验和质量	英国，澳大利亚

---

[1] World Health Organization. Voluntary health insurance [EB/OL]. [2021-02-03]. http://www.who.int/health_financing/topics/voluntary-health-insurance/en/.

[2] World Bank. Global marketplace for private health insurance: strength in numbers [J]. World Bank Publications, 2010 (3-4): 135-145.

(续表)

主要类型	功能	市场发展的驱动力	代表国家
费用补足型（complementary-user charge）	提供公共保险中自付费用的补偿	降低自付费用负担	法国，韩国，德国
服务补足型（complementary-services）	提供公共保险未覆盖的医疗服务的保障	拓展福利包，降低自付费用负担	荷兰，加拿大，澳大利亚

资料来源：Thomson S，Sagan A，Mossialos E，et al. Private health insurance history, politics and performance [R]. WHO，2020.

替代型商业健康保险作为特定人群的主要保险，通常覆盖被公共健康保险排除在外的或可以自由选择参加公共保险或私立保险的人群，主要为高收入人群。

补充型商业健康保险的主要作用是在公共筹资或公共保险覆盖服务的基础上，改善就医及时性和服务质量，如增加对私立医疗机构服务的可及性、减少候诊时间、增加对服务提供者的选择性和服务便利性，从而提高患者满意度，改善就医体验和质量。

费用补足型商业健康保险为公共保险之下为患者自付的费用提供进一步补偿，从而降低患者自付费用负担。

服务补足型商业健康保险提供公共筹资或公共保险未覆盖的医疗服务保障，如牙科服务、眼科服务、高值药物、康复服务及高级病房等，从而拓展基本医保的福利待遇并降低自付费用负担[1]。

这4种类型的商业健康保险之间不存在排他性，在各国商业健康保险市场上存在着多种类型保险并存的情况。例如，德国有替代型和费用补足型商业健康保险，澳大利亚有补充型和服务补足型商业健康保险。这些商业健康保险与各国公共筹资或公共保险共同构成了各国多层次医疗保障体系。

---

[1] Thomson S，Sagan A，Mossialos E，et al. Private health insurance history, politics and performance [R]. WHO，2020.

(二) 典型国家不同类型商业健康保险的人群覆盖率

1. 替代型

替代型商业健康保险的代表国家为德国和美国，此类商保是两国中特定人群的主要保险。两国商业健康保险的覆盖人口比例较为稳定。2018年，德国商业健康保险的人群覆盖率为10.5%，美国的人群覆盖率为54.5%（表5-2）。

表5-2　典型国家替代型商业健康保险的人群覆盖率（单位：%）

国家	2010	2011	2012	2013	2014	2015	2016	2017	2018
德国	11.1	11.2	11.1	11.0	10.9	10.8	10.7	10.6	10.5
美国	53.2	53.1	52.7	52.5	54.0	55.3	54.9	54.9	54.5

资料来源：OECD统计数据 https://stats.oecd.org/.

2. 补充型

补充型商业健康保险的代表国家是英国和澳大利亚。此类商保的目的在于提高患者满意度，改善就医体验和质量。2018年，英国补充型商业健康保险的人群覆盖率为10.4%，澳大利亚为45.1%（表5-3）。

表5-3　典型国家补充型商业健康保险的人群覆盖率（单位：%）

国家	2010	2011	2012	2013	2014	2015	2016	2017	2018	2019
英国	11.2	10.9	10.8	10.6	10.4	10.5	10.4	10.4	10.4	—
澳大利亚	45.3	45.9	46.6	46.9	47.2	47.3	46.8	46.0	45.1	44.3

资料来源：OECD统计数据 https://stats.oecd.org/.

3. 费用补足型

费用补足型商业健康保险的代表国家为法国、德国和韩国，此类商保可以提供公共保险中自付部分的保障。其中，法国费用补足型商业健康保险覆盖的人口率在95%以上；德国的人口覆盖率比例在20%以上；韩国的人口覆盖率近年来显著提升，由2010年的48%增加到2018年的70%（表5-4）。

表 5-4　典型国家费用补足型商业健康保险的人群覆盖率（单位：%）

国家	2010	2011	2012	2013	2014	2015	2016	2017	2018
法国	95.8	—	95.0	—	95.5	—	—	—	—
韩国	48.0	51.1	56.5	61.0	63.2	66.8	67.8	67.7	70.0
德国	20.6	21.4	21.8	22.0	22.9	23.1	23.2	23.7	24.2

资料来源：OECD 统计数据 https：//stats.oecd.org/.

4. 服务补足型

服务补足型商业健康保险的代表国家有荷兰、加拿大和澳大利亚。此类商保提供公共保险未覆盖的医疗服务保障。2018 年，荷兰服务补足型健康保险的人群覆盖率为 83.6%，加拿大为 68.0%，澳大利亚为 54.2%（表 5-5）。

表 5-5　典型国家服务补足型商业健康保险的人群覆盖率（单位：%）

国家	2010	2011	2012	2013	2014	2015	2016	2017	2018	2019
荷兰	89.0	89.2	88.0	85.7	84.5	84.1	84.3	84.1	83.6	—
加拿大	68.0	68.0	67.0	67.0	67.0	67.0	67.0	68.0	68.0	69.0
澳大利亚	52.4	53.2	54.1	54.8	55.3	55.7	55.5	54.9	54.2	53.6

资料来源：OECD 统计数据 https：//stats.oecd.org/.

二、国际商业健康保险的发展现况

（一）商业健康保险支出占卫生总费用的比例

从卫生筹资的比重来看，截至 2018 年，全球 3/4 的国家商业健康保险支出占卫生总费用的比例在 5% 以下[1]。根据 WHO 统计数据，本研究收集和分析典型国家商业健康保险支出占卫生总费用的比例，如图 5-1 所示。南非、美国的卫生筹资主要来源于商业健康保险，占比分别为 35.78% 和 33.00%；巴西、加

---

[1] Sagan A, Thomson S. Voluntary health insurance in Europe：role and regulation [R]. Copenhagen：European Observatory on Health Systems and Policies，2016.

拿大及澳大利亚的卫生筹资主要来自于政府卫生支出，商业健康保险支出占卫生总费用的比例分别为 29.27%、9.87% 和 9.76%；法国、韩国的卫生筹资主要来自于社会保险，商业健康保险约占 6.5%；英国、日本、俄罗斯、新加坡、德国及荷兰商业健康保险支出占卫生总费用的比重较低，不足 5%。

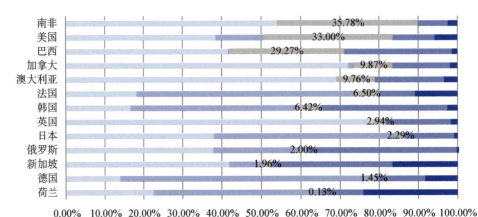

图 5-1　典型国家商业健康保险支出占卫生总费用的比例

（资料来源：WHO 统计数据 https://apps.who.int/nha/database/country_profile/Index/en 美国统计数据来源于 CMS 官网 https://www.cms.gov/Research-Statistics-Data-and-Systems/Statistics-Trends-and-Reports/National Health Expend Data/National Health Accounts Historical）

（二）商业健康保险的人群覆盖率

大部分国家商业健康保险的人群覆盖率低于 10%[①]。WHO 统计的 37 个欧洲国家中，截至 2014 年商业健康保险的人群覆盖率超过 50% 的国家仅 6 个，覆盖率低于 10% 的国家共 17 个。其中，法国商业健康保险的人群覆盖率最高，达 95.5%，是目前商业健康保险覆盖率最高的国家[②]。此外，加拿大、荷兰和美国等国家的商保总人群覆盖率较高，均超过了 60%。2010—2019 年，各国的商保总人群覆盖率保持相对稳定（表 5-6）。

---

①② Sagan A, Thomson S. Voluntary health insurance in Europe: role and regulation [R]. Copenhagen: European Observatory on Health Systems and Policies, 2016.

表 5-6 典型国家商业健康保险总体人群覆盖率（单位：%）

国家	2010	2011	2012	2013	2014	2015	2016	2017	2018	2019
澳大利亚	52.5	53.3	54.2	54.8	55.4	55.8	55.5	54.9	54.2	53.6
加拿大	68.0	68.0	67.0	67.0	67.0	67.0	67.0	68.0	68.0	69.0
法国	95.8	—	95.0	—	95.5	—	—	—	—	—
德国	31.6	32.5	33.0	33.0	33.8	33.9	33.9	34.3	34.7	—
韩国	48.0	51.1	56.5	61.0	63.2	66.7	67.8	67.7	70.0	—
荷兰	89.0	89.2	88.0	85.7	84.5	84.1	84.3	84.1	83.6	—
英国	11.2	10.9	10.8	10.6	10.4	10.5	10.4	10.4	10.4	—
美国	60.6	60.6	60.3	60.1	61.6	62.9	63.0	62.9	62.7	—
巴西	22.5	23.6	23.9	24.7	25.6	25.8	25.0	24.3	24.2	—
俄罗斯	—	11.5	11.6	11.5	11.3	10.4	7.0	7.6	8.4	9.5
南非	16.6	16.5	16.6	16.6	16.3	15.8	15.7	—	—	—

资料来源：OECD 统计数据 https://stats.oecd.org/.

（三）商业健康保险深度

根据可获得的典型国家商业健康保险筹资数据，结合各国的国内生产总值，计算商业健康保险深度，即商业健康保险收入占 GDP 的比重。加拿大商业健康保险深度较高，为 1.70%；德国、英国、美国、法国均不足 1%（表 5-7）。

表 5-7 2018 年典型国家商业健康保险深度

国家	人均商保筹资/美元	人均 GDP/美元	保险深度/%
加拿大	788.8	46 310.9	1.70
德国	182.5	47 639.0	0.38
英国	236.5	43 046.1	0.55
美国	478.6	62 996.7	0.76
法国	366.9	41 497.1	0.88

资料来源：OECD 统计数据 https://stats.oecd.org/.

第二节 典型国家补充性商业健康保险发展的经验

本节对补充性商业健康保险进行案例研究，选取 4 个典型国家的情况作为案例。法国建立了成熟的社会医疗保险体系，商业健康保险的人口覆盖率为全球最高，其提升商业健康保险可及性的经验值得参考。澳大利亚通过税收筹资实施覆盖全民的医疗保障，其商业健康保险以保障参保者权益、兼顾公平性为目标，对商业健康保险的全面监管保障了市场规范、有序地运行。美国联邦医疗保险优势计划和新加坡增值健保双全计划均在本国公共保险的基础上提供补充保障，满足多层次的医疗服务需求。通过对各国卫生筹资现况、商业健康保险的发展历史及定位、参保与筹资、保障范围及水平、保险方及其运行、规制等进行分析，归纳出可供我国普惠型商业医疗保险发展借鉴的经验和启示。

一、法国

（一）全国卫生筹资情况

2018 年，法国卫生总费用占 GDP 的比重为 11.26%。法国卫生筹资以公共筹资为主，法定健康保险支出约占 55.17%，政府公共支出占 18.20%，自付费用约占 9.25%，商业健康保险约占 6.50%[1]。

法国的法定健康保险计划覆盖了约 95% 的人口。基本健康保险的福利待遇较高，覆盖范围非常广泛，包含大多数的医疗服务。参保者对住院治疗服务、

---

[1] World Health Organization. Global health expenditure database [EB/OL]. [2021-03-30]. https://apps.who.int/nha/database/country_profile/Index/en.

门诊诊疗服务和牙科服务的共付比例分别约为 20%、30% 和 40%，另设有起付线和封顶线；药品的共付比例一般为 35% 或 70%[1]。

(二) 商业健康保险的总体情况

1. 发展历史及定位

法国的商业健康保险起源于 19 世纪，起初的形式是通过互惠组织（mutual benefit associations）提供商业健康保险。到 1939 年，商业健康保险已覆盖法国 2/3 的人口。1945 年，随着社会保障制度的建立，以法律形式重新界定了商业健康保险的角色定位，将之确定为法定基本健康保险的补充，即费用补足型保险。

近年来，法国参保者的个人自付费用负担不断加重，法定医疗保险对门诊费用的支付比例从 1980 年的 77% 降低到 2010 年的 63%。因此，亟需在法定医疗保险的基础上，由商业健康保险提供更充分的风险保护，其提高保障水平、风险分摊的作用日益凸显。

2. 参保及筹资

法国商业健康保险的参保方式可以由个人直接购买，或由雇主为雇员统一购买。据报道，个人直接购买、自愿参保的参保人数占总参保人数的 56%，其他 44% 的参保者是由雇主统一购买、签署团体合同的强制性方式参保。人群参保率随年龄上升而增加，65 岁以上人群的参保率最高，达 95% 以上；16 岁以下的人群参保率最低，约为 87%。

基于法律对商业健康保险补充性作用的重新定位，法国政府积极促进商业健康保险可及性的提升。2000 年，法国政府推出针对贫困人群的免费商业健康保险计划（CMU-C），截至 2010 年覆盖了近 6% 的人口。2006 年，政府为贫困边缘人群发放政府补贴券，资助其参加商业健康保险。为激发雇主为雇员提供商业健康保险的动力，2009 年，法国政府对雇员团体参保的企业实行税收减免优惠政策，提高了商业健康保险的可及性。

---

[1] Sagan A. Voluntary health insurance in Europe: country experience [R]. WHO Regional Office for Europe, the European Commission; the World Bank, 2016.

在政府的大力推动下，法国商业健康保险的覆盖人数稳步增长。1960年，法国商保覆盖的人口比例仅占总人口的1/3，2018年，已覆盖了95.5%的人口，法国已成为目前商业健康保险覆盖率最高的国家。

3. 保障范围及水平

法国商业健康保险具有多层次的福利待遇设计，根据参保者缴纳保费不同，其保障范围不同，可分为以下3种：①所有商业健康保险都补偿参保者在社会医疗保险报销后的自付费用；②部分商业健康保险提供一些特需服务，如单人病房等；③少数商业健康保险覆盖不被社会医疗保险所覆盖的项目，如牙科、眼科服务。2010年，法国商业健康保险基金支出中的41%用于支付参保者的专家诊疗费，24%用于支付药品费用，住院治疗费用和大型仪器检查费用的支付费用各占17%。

4. 保险方及其运行

2010年，法国商业健康保险机构共有711个，相比2001年已经减少了一半以上，大致可分为3类。

互助型保险机构（mutual insurers），为非营利性的保险机构，通过尽量统一各保险机构的保费和覆盖范围，避免竞争。互助型保险的对象一般是个人自愿参保的人群，其保费的设定大多数基于风险评级，同时考虑收入相关的因素。

商业型保险机构（commercial insurers），主要是营利性保险公司，商业健康保险主要是保险公司向非人寿保险领域的业务扩充。根据参保人的健康状况等一系列个人特征计算保费。2010年，商业型保险机构的健康保险收入在保险公司各类保险业务总收入中占比约14%。

公积金机构（provident institutions），在商业健康保险运营主体的市场中所占比例最小。公积金机构最初建立于第二次世界大战后，其目的原本是为管理补充性退休养老金，后来功能扩大到运行商业健康保险以控制重大健康风险。2010年，公积金机构运营的健康保险收入占公积金机构总收入的48%。

法国大部分商业健康保险以对参保者提供偿付为主、较少对供方支付的策略进行设计。少数保险公司要求参保者设定首选医疗机构（preferred providers），与其选定的医疗服务提供者达成协议，以控制医疗费用。此外，

2004年，法国补充健康保险联盟成立（The National Union of Complementary Health Insurers，UNOCAM），代表保险方同医疗服务供方代表进行谈判，就商业医疗保险对医疗服务的支付标准达成国家层面的协议。

5. 规制

在监管主体方面，商业健康保险机构的监管主管部门因商业健康保险机构的不同而不同。互助型保险机构和公积金机构的主管部门是卫生部下属的社会保障部门，而商业型保险机构的主管部门是经济财政部。同时，这些机构都受到法国金融监管机构——审慎监管局（Prudential Supervisory Authority）的总体监管。

在监管内容方面，政府对商业健康保险的参保条款和保障范围提出要求，旨在保证参保者的权益。2002年，提出"基于互助的商业健康保险"政策，禁止商业保险机构为减少运营风险限制既往症患者参保的做法，并规定未取消限制的商业保险机构需要缴纳保费的7%作为额外的税收；2016年，该比例提高到9%。政府明确规定商业健康保险产品的"最低保障标准"[①]，确保参保者获得底线保障水平。2004年，政府颁布商业健康保险责任规定，一方面，要求商业健康保险的保障范围必须涵盖95%的必需药品和实验室检测以及最少两项预防服务；另一方面，对参保者就诊提出要求，如果参保者不遵循"守门人"及转诊制度，则商业健康保险无须对患者的自付费用给予偿付。2006年，几乎所有的保险机构都达到了商业健康保险责任规定的标准[①]。

（三）小结

法国商业健康保险的人群覆盖率为全球最高，这得益于其通过法律明确商业健康保险的定位以及政府积极促进商业健康保险的人群覆盖。政府通过多种方式促进参保，如通过税收减免政策激励雇主为雇员提供商业健康保险，资助贫困人口和贫困边缘人口参保等，这在提升商业健康保险参保率的同时也促进了社会公平。

---

① Sagan A，Thomson S. Voluntary health insurance in Europe：role and regulation［R］. Copenhagen：European Observatory on Health Systems and Policies，2016.

营利和非营利的商业健康保险机构其主管部门有区别,但都受到主管部门和审慎监管局的双重监管。监管部门通过禁止商保公司限制参保、设定"最低保障标准"、颁布责任规定等方式,减少商业保险机构的风险选择,保障参保者的合理权益。

在提升商业保险基金运行效率方面,部分商业保险通过设定"守门人"制度、健康保险联盟同医疗服务提供方协商支付标准等方式,控制医疗费用。

二、澳大利亚

(一) 全国卫生筹资情况

2018年,澳大利亚卫生总费用占GDP的比重为9.28%。澳大利亚的卫生筹资以税收为基础,政府支出占卫生总费用的69.07%,自付费用约占17.72%,商业健康保险约占9.76%[1]。澳大利亚的国家卫生服务体系(Medicare)覆盖全民,涵盖广泛的医疗服务和药品,国民可享受免费的公立医院住院治疗服务,政府为其提供了可及、可负担及高质量的卫生服务(表5-8)。

表5-8 Medicare及商业健康保险的保障范围

类别	Medicare	商业健康保险
就诊选择	只能在公立医院就诊;需等候入院;不能选择医生	可选择公立或私立医院就诊;可选择入院时间;可选择医生
医疗服务范围	诊疗、必需的检查、大多数手术,以及特定的初级保健项目及慢性病管理服务	大多数的牙科、眼科、物理治疗、职业治疗、脊骨治疗、针灸、心理学服务等,还包括配镜、助听器和其他器具的保险,以及家庭护理

---

[1] World Health Organization. Global health expenditure database [EB/OL]. [2021-03-30]. https://apps.who.int/nha/database/country_profile/Index/en.

(续表)

类别	Medicare	商业健康保险
药品	根据药品福利计划（PBS）的目录，报销药房中的大多数处方药费用	报销 PBS 中未列出的许多处方药
急诊	除部分州外，不承担紧急或其他救护车服务的费用	可安排并报销急救服务

资料来源：整理于澳大利亚联邦商业健康保险网站 https：//www. privatehealth. gov. au/health _ insurance/what _ is _ covered/index. htm.

（二）商业健康保险的总体情况

1. 发展历史及定位

澳大利亚商业健康保险最早可追溯至1952年。联邦卫生部长厄尔·佩吉推出的"佩吉自愿健康保险"（the Page 'Voluntary Health Insurance'）计划，主要是在已开展商业健康保险计划的社区中，由政府建立联邦计划推动整合，为社区成员提供标准较为统一的商业健康保险。当时，大多数健康保险机构在佩奇计划实行之前已经存在。这些机构通过注册，正式成为佩吉自愿健康保险的代理人，可获得联邦福利金、缴款减税和联邦对慢性病患者赔付等业务的补贴。20世纪60年代末，商业健康保险行业进一步整合，此前经营商业健康保险的非正规地区医院组织、小型友好协会和就业基金停止运营。2008年，保柏公司收购医疗保险基金组织，是领域内最引人注目的机构整合行动。

商业健康保险被纳入澳大利亚国家卫生计划的近60年来，一直是卫生系统的重要组成部分。从保障范围来看，其定位是服务补足型的商业健康保险，即对国家健康保险覆盖范围以外的服务进行补偿。

2. 参保及保障范围和水平

2019年，澳大利亚53.6%的人口参加了商业健康保险[1]。健康保险公司可根据参保者的性质将保险分为两类："开放式"和"封闭式"基金。"开放式"

---

[1] OECD. Health statistics 2020 - OECD [EB/OL]. [2021-03-30]. https：//www. oecd. org/health/health-data. htm.

基金不对参保人进行限制，接受任何参保者投保；"封闭式"基金则将参保者资格限制在特定的群体，通常是特定公司或行业的员工。

为支持商业健康保险的发展，2000年，澳大利亚政府推出终身健康保险计划（Lifetime Health Cover，LHC），鼓励民众在年轻时投保且一生续保，早期投保者可以较低保费参保，同时所缴纳的保费中30%～40%的金额可获得退税，退税比例随着参保者年龄的增长而增加。据研究报告，此举措提高了50%参保率，并降低了参保者的平均年龄，有效提高了卫生服务利用的可及性[①]。商业健康保险公司不能拒绝居民参保，在同一种保障方案下保费相同，采取社区费率；商业保险有多种水平的保障方案可供选择[②]。

商业健康保险的参保者可以享受私立医院的服务，保障覆盖部分手术、牙科和相关医疗服务，并可减少候诊时间。各保险计划之间对包括慢性病患者在内的新参保者，其保费、待遇和规则也较为统一。

3. 保险方及其运行

承办商业健康保险的健康保险组织（The health insurance organizations）是联邦的特许代理人，最初是根据1953年《国家健康法》（the National Health Act）成立。该法案对健康保险组织的章程、待遇规则和商业活动实施严格和全面的监管，促使产品和价格同质化。具体负责提供商业健康保险的组织间存在差异，但近年来趋于同质化、非营利性特征的发展。政府规定澳大利亚商业健康保险的保险方不能拒绝参保人的申请，以减少风险选择。2008—2009年度，澳大利亚共有37个注册的健康保险组织，保费收入合计超过130亿澳元，其中约31%来自联邦退税，体现澳大利亚政府对商业健康保险发展的支持。

长期市场选择的结果使澳大利亚商业健康保险的经营主体以非营利组织为主。尽管澳大利亚的健康保险业务允许营利性公司经营，但由于政府对价格和产品同质化的高度监管，鲜少有营利性组织进入。

---

① Odeyemi I A, Nixon J. The role and uptake of private health insurance in different health care systems: are there lessons for developing countries [J]. Clinicoecon Outcomes Res, 2013, 5: 109-118.

② Commonwealth. What is covered by private health insurance? [EB/OL]. [2021-03-30]. https://www.privatehealth.gov.au/health_insurance/what_is_covered/privatehealth.htm.

4. 规制

由于澳大利亚的商业健康保险明显不同于一般保险，政府制定了严格的联邦监管框架，由卫生部实施全面、严格的监管。2007 年，澳大利亚《商业健康保险法》规定所有的商业健康保险都必须符合一系列详细的政府规定，且基于此法进行严格审查[①]，联邦卫生部的私人健康保险处也在不断扩大和完善商业健康保险的管理条例。

为保障参保待遇，政府尽量减少不同商业健康保险之间价格和产品的差异，保障每个参保者都得到公平对待。卫生部还要求商业健康保险方提供"标准信息声明"，并公开发布在网站，详细说明其保险计划，供参保者比较不同保险计划的信息[②]。

在市场准入方面，自佩奇计划开始实施时，拟参与商业健康保险经营的组织或公司需要向联邦卫生部登记，提交其章程和健康保险计划的全部细节，以获得市场准入。对于不符合联邦规则的申请，卫生部的登记委员会有权拒绝或取消资格；登记注册后，保险方如果需要修改保费和福利待遇，也必须将申请材料提交卫生部审核，卫生部同样可以拒绝修改。

（三）小结

澳大利亚在实施覆盖全民的国家卫生服务体系的基础上，将商业健康保险列为国家卫生计划的重要组成部分。政府积极推动商业健康保险扩大人群覆盖面和机构整合，同时在保险机构市场准入、保费水平及保障待遇方面对商业健康保险实施高度监管，以提升参保的公平性并保障参保者的合理权益。

三、美国

（一）全国卫生筹资情况

2019 年，美国卫生总费用占 GDP 比重为 16.89%，人均医疗卫生支出为

---

① Shamsullah A. Australia's private health insurance industry: structure, competition, regulation and role in a less than 'ideal world' [J]. Aust Health Rev, 2011, 35: 23-31.
② Commonwealth. Private Health Insurance [EB/OL]. [2021-03-30]. www.privatehealth.gov.au.

11 072 美元。从卫生筹资的来源看,政府公共支出占比为 38.49%,商业医疗保险占比为 33%,个人自付费用占比为 10.81%[①]。

以商业医疗保险为主的筹资模式无法实现人群的全覆盖,为确保弱势群体获得所需的医疗卫生服务,美国针对老年人、残疾人、贫困人群及儿童等建立了以公共筹资为主的医疗保险,提供医疗保障,主要包括:联邦老人医疗保险(Medicare)、穷人医疗保险(Medicaid)及儿童健康保险(Children's Health Insurance Program,CHIP)等。

(二)联邦老人医疗保险优势计划(Medicare Advantage Plans)

1. 发展历史

联邦老人医疗保险 Medicare 是美国最主要的公共医疗保险,为 65 岁以上老年人及残疾人提供医疗保障,由美国联邦老人医疗保险和穷人医疗保险服务中心(the Centers for Medicare and Medicaid Services,CMS)运行和管理。2015 年,美国约有 14% 的人口被 Medicare 所覆盖[②]。Medicare 分为 Part A、B、D 3 个部分,符合条件的参保者登记后即可获得 Part A 和 Part B 的保障。Part A 为住院保险,主要覆盖包括住院、护理、检验、手术、临终关怀和家庭保健服务; Part B 为医生服务保险,主要覆盖医生服务和门诊服务,以及 Part A 未覆盖的理疗、家庭保健服务。 Part D 主要覆盖处方药,大部分的参保者通过额外缴费获得了此项保障。

为进一步提高公共保险的保障水平,为老年人提供更全面的保障范围,1982 年,《税收公平和财政责任法案》(Tax Equity and Fiscal Responsibility Act,TEFRA)授权 Medicare 与商业保险公司签订合同,允许 Medicare 参保者选择商业保险公司的医疗保险优势计划(Medicare Advantage Plans,MA),又称之为 Medicare 的 C 部分或 MA 计划(以下简称 MA)。

[①] World Health Organization. Global health expenditure database [EB/OL]. [2021 - 03 - 30]. https://apps.who.int/nha/database/country_profile/Index/en.
[②] Thomson S, Sagan A, Mossialos E, et al. Private health insurance history, politics and performance [R]. WHO, 2020.

2. 参保及筹资

MA 是供 Medicare 的参保者自愿选择参保、额外缴纳保费的补充性商业健康保险[①]。2016 年，约 21% 的 Medicare 参保者选择参加 MA，提高其保障水平[②]。不同的 MA 保费和待遇不同，据美国凯撒家庭基金的统计数据，2021 年 MA 的月均保费为 25 美元[③]。

大多数 MA 已涵盖对 Part D 的保障，MA 参保者也可额外缴纳保费获得对 Part D 的保障。按照药物清单范围的不同，参保者缴纳的保费不同。2021 年，Part D 的月均保费为 42 美元。

MA 的筹资渠道包括参保者缴费和 CMS 拨付的 Medicare 基金。美国各州的 CMS 会将 Medicare 的部分基金拨付给商业保险机构，采用风险调整的人头费率（risk-adjusted capitation rate）。费率的标准是将各州 Medicare 对参保者的平均支付费用划分为 4 个等级，每个等级下的支付基准价分别为平均支付费用的 95%、100%、107.5% 和 115%[④]，以此作为基准支付价格，并将参保者住院诊断的健康状况作为风险评估，对风险分级来调节保费支付标准。

3. 保障范围及水平

MA 除了保障 Medicare 已有的 Part A 和 Part B，大多数还额外保障其他的服务和费用，包括：①额外的服务：眼科、耳科、牙科、健身项目、成人日托服务和其他相关服务。②额外的费用：Medicare 起付线以下的费用、病人需共付的费用和交通费等（表 5-9）。

[①] Medicare. Medicare advantage plans [EB/OL]. [2021-03-30]. https://www.medicare.gov/sign-up-change-plans/types-of-medicare-health-plans/medicare-advantage-plans.

[②] Jacobson G, Casillas G, Damico A, et al. Medicare advantage 2016 spotlight: enrollment market update [R]. Mathematica Policy Research Reports, 2016.

[③] Nall R, MSN, CRNA. Medicare vs. medicare advantage: Comparison, costs, and more [EB/OL]. (2020-03-03) [2021-03-30]. https://www.medicalnewstoday.com/articles/should-i-choose-medicare-or-medicare-advantage.

[④] Jacobson G, Casillas G, Damico A, et al. Medicare advantage 2016 spotlight: enrollment market update [R]. Mathematica Policy Research Reports, 2016.

表 5-9 Medicare 及 MA 的保障范围

类型	名称	保障范围
公共健康保险	Part A	住院、护理、检验、手术、临终关怀、家庭健康服务等
	Part B	门诊、大型医疗设备的检查、救护车、筛查等预防服务
	Part D	大部分的处方药,以及慢性病、抗肿瘤、艾滋病等特殊药物
商业健康保险	MA	眼科、耳科、牙科、健身项目、成人日托服务;起付线以下、病人需共付的费用和交通费

大部分的 MA 保障 Part D 的大部分处方药及其额外针对慢性病药物、抗肿瘤药物、艾滋病药物等特殊药物的报销。每年每个商业保险公司都会公示具体保障的药物清单,一般保证同一通用名下至少包含两种最常用的药物,并尽量纳入原研药和仿制药以供选择。具体的报销比例根据不同的药物保障层级确定,分为低层级、中层级、高层级和专科层级 4 种,分别对应通用、推荐、非推荐和费用较高的处方药,等级低的药物比等级高的药物报销比例更高、患者自付费用更少。

4. 保险方及其运行

MA 由 Medicare 批准并签订合同的商业健康保险公司或非营利性组织承办,据估计 2021 年有超过 4 800 种不同的 MA[1]。

承办 MA 的商业保险公司在实际运营过程中有一定的弹性空间,可灵活设计产品、设定规则: ①保险方限制参保者的转诊以及利用专科门诊和非急诊的行为,规定其医疗服务利用并每年进行调整,进一步控制住院和专科服务的使用。②保险方可重建和优化医疗服务供方网络,通过直接联系服务提供者或利用健康维持组织,构建新的服务提供模式[2],并限定参保者只能报销由特定服

---

[1] Sandroff R, Reports roff is the former health editorial director for C, Center where she helped found the C H R. Medicare advantage vs. medigap [EB/OL]. Investopedia. [2021-03-30]. https://www.investopedia.com/articles/personal-finance/071014/medigap-vs-medicare-advantage-which-better.asp.

[2] Haeder S F. Quality advantage? provider quality and networks in medicare advantage [J]. J Public Nonprofit Affairs, Raleigh: Midwest Public Affairs Conference Inc, 2020,6(2): 138-158.

务供方网络所提供的服务①。③保险方还可同医院和医生议价，谈判获取更低的支付价格②，支付更少的费用③。通过上述运行模式，有效整合医疗服务，提高资源的利用效率，控制疾病风险和管理成本。

5. 规制

CMS 是 MA 计划的主要监管机构，对其参保限制、待遇范围、信息公开等方面进行监管。规制的主要内容包括：①CMS 规定 MA 的承保公司不得拒绝 Medicare 的参保者投保，同一 MA 对任何参保者的保费是相同的。②CMS 事先同保险方协定合同，保险方按照协议提供规定的医疗服务并承担全部的财务风险。③保险方不仅受到 Medicare 的协议约束和监管，还需每年向 CMS 提交报告，包括参保及退保情况、激励计划及对医疗服务提供方的支付情况，提高信息的透明度④。

(三) 小结

作为公共保险 Medicare 的补充保险，医疗保险优势计划由参保者自愿参保，CMS 委托商业保险机构运营，其保障待遇与 Medicare 紧密衔接，可提供更高水平的保障，体现了商业保险的补充作用。

CMS 以风险调整的人头费率将 Medicare 资金拨付给商业保险公司，并对商业保险公司在参保限制、待遇范围、信息公开等方面实施严格监管，以保障参保人的权益。商业保险公司通过设定药物清单、限制参保者服务利用、重建服务供方网络、谈判支付价格等方式，从产品保障待遇设计以及支付范围和价格等方面精细化控制风险。

---

① Medicare. How do medicare advantage plans work? [EB/OL]. [2021-03-30]. https://www.medicare.gov/sign-up-change-plans/types-of-medicare-health-plans/medicare-advantage-plans/how-do-medicare-advantage-plans-work.
② Trish E, Ginsburg P, Gascue L, et al. Physician reimbursement in medicare advantage compared with traditional medicare and commercial health insurance [J]. JAMA Internal Med, 2017, 177 (9): 1287-1295.
③ Baker L C, Bundorf M K, Devlin A M. Medicare advantage plans pay hospitals less than traditional medicare pays [J]. Health Aff, 2016, 35 (8): 1444-1451.
④ Part C Reporting Requirements | CMS [EB/OL]. [2021-04-14]. https://www.cms.gov/Medicare/Health-Plans/HealthPlansGenInfo/ReportingRequirements.

四、新加坡

（一）全国卫生筹资情况

2018 年，新加坡卫生总费用占 GDP 的比重为 4.46%。新加坡通过政府补贴和强制性参保来实现全民健康覆盖。政府支出约占卫生总费用的 41.87%，自付费用约占 31.04%，社会医疗保险约占 8.48%，商业健康保险约占 1.96%[①]。

政府津贴、保健储蓄计划（Medisave）、健保双全计划为主体，国家保险基金（MediFund）托底，共同构建了新加坡的医疗保障体系。

保健储蓄计划（Medisave）是强制性的中央公积金制度，主要覆盖所有在职职工及其家属，保健储蓄基金由雇主、雇员双方按照工资的 6%~8% 缴费形成，用于支付参保者及其家属的住院与部分门诊费用。

健保双全计划（Medishield）不限制参保者的年龄和既往症，是新加坡全体公民和永久居民参保的一种基本医疗保险。每人每年缴纳的保费为 12~300 新元，可直接使用保健储蓄支付。主要保障 B2 和 C 等级公立医院的大部分费用，以及 A 和 B1 等级公立医院和私立医院少部分的住院费用。主要涵盖的服务包括：住院、日间手术、部分门诊服务（如癌症化疗、肾透析等）以及长期服用的药品（如抗排异药物）。

保健基金计划（Medifund）以政府筹资为主，对低收入人群、老年人、新生儿及儿童的医疗费用进行托底保障。

（二）增值健保双全计划（Integrated Shield Plan，IP）

1. 发展历史

新加坡面临着人口老龄化日趋严重、医疗服务需求不断增长的挑战[②]，政府高度重视卫生领域的投入，以保健储蓄计划、健保双全计划和国家保险基金

---

① World Health Organization. Global health expenditure database [EB/OL]. [2021-03-30]. https://apps.who.int/nha/database/country_profile/Index/en.

② 廖晓诚. 新加坡医疗保障体系运行机制及现状评述 [J]. 东南亚纵横, 2014 (12): 45-51.

为主体的医疗保障体系形成后，政府不断完善这一体系。1994 年，为满足参保者更高的医疗需求，新加坡中央公积金局开始实施增值健保双全计划（Integrated Shield Plan，IP）。除了新加坡中央公积金局运行的 Medishield，居民可以参加商业保险公司经营的增值健保双全计划来扩大保障范围。在此基础上，参保人如果有更高的保障需求，可以升级参加高端增值健保双全计划（IP Riders）。2005 年，职总英康公司开始运营增值健保双全计划，随后其他私立保险公司也开始参与运营，形成对 Medishield 的补充。

2. 参保及筹资

IP 计划由居民自愿参保，或由雇主作为额外的福利为其雇员购买[1]。截至 2017 年，新加坡超过 68% 的居民参加了 IP 计划，以获得更好的医疗服务保障[2]。IP 计划的保费根据服务范围的不同而有差别，每人每年的保费为 36～1 200 新元[1]。居民的 Medshield 个人账户可以支付 IP 计划的保费，还可以支付直系亲属的保费，包括配偶、父母、子女及孙子女等。

3. 保障范围及水平

IP 计划既涵盖了由公积金局运行的 Medishield 的保障范围，又新增了商业保险公司提供的商业健康保险的额外保障，以保障住院为主。主要保障范围：①覆盖更多服务。包括 B1 等级公立医院的大额住院账单、部分花费较高的门诊服务，并提供更多的住院治疗方案。计划还提供公立医院中更好的病房，以及在私立医院就诊的渠道，为参保者提供选择专家就诊的机会。②报销更多费用。报销住院之前和之后的部分治疗，手术等相关费用的最高支付限额也相应提高，参保者整体的终身可赔付额提高近 1 倍[3]。

4. 保险方及其运行

新加坡中央公积金局委托商业健康保险公司提供 IP 计划。目前，新加坡共

---

[1] MOH. About integrated shield plans [EB/OL]. [2021-02-03]. https://www.moh.gov.sg/cost-financing/healthcare-schemes-subsidies/medishield-life/about-integrated-shield-plans.

[2] LIM C. Health insurance in singapore — everything you need to know to survive [EB/OL]. [2021-02-03]. https://blog.moneysmart.sg/health-insurance/health-insurance-singapore/.

[3] 新加坡：增值健保双全计划 [J]. 医药世界，2005（10）：62.

有 7 家商业健康保险公司提供 IP 计划，包括职总英康、友邦、英杰华、保诚、大东方和安盛人寿保险。

在满足不同的医疗服务需求的同时，商保公司为了控制基金支出和运行成本，对参保者选择的不同服务设计有区别的报销比例。例如，根据住院病房不同的等级设定不同的支付比例，等级越高的病房，患者的自付费用比例越高，以此引导患者合理利用服务。

5. 规制

新加坡商业健康保险的主要监管方是新加坡卫生部。为了防止商业健康保险参保者对服务的过度利用，并控制因此而带来的保费增长，卫生部要求 IP 计划的参保者至少承担 5% 的共付费用，并且设定封顶线[①]。

（三）小结

为应对人口老龄化和满足不断增长的医疗服务需求，新加坡建立了具有特色的多层次医疗保障体系：由政府津贴、保健储蓄计划、健保双全计划为主体，国家保险基金托底，构建起公共部门举办的多层次医疗保障体系；同时，又通过商业保险公司承办的 IP 计划，对公共部门的医疗保障体系进行进一步补充。IP 计划将基本医疗保险和商业医疗保险整合在同一计划中，通过公立部门和私立部门的共同协作，为参保者提供多层次、全方位的医疗保障，降低疾病经济负担的同时，也满足了多元的医疗需求。

---

① Tikkanen R, Osborn R, Mossialos E, et al. International health care system profiles: Singapore [R]. The Common Wealth Fund, 2020.

第三节　国际经验及启示

基于国际上商业医疗保险发展进展,结合对典型国家案例的剖析,归纳出公共筹资或社会保险制度下补充性商业医疗保险发展的经验和启示。

一、明确商业保险在医疗保障体系中的补充性定位,社商衔接形成多层次保障

大部分发达国家已通过国家卫生服务体系或法定保险形式实现全民医保覆盖,且保障水平较高,政府支出和社会保险支出的总额占卫生总费用的比例达70%~80%。为更好地满足参保者对医疗服务质量、服务的多元需求,进一步减轻自付费用负担,通过国家法律(如法国)或政府项目(如美国、新加坡)明确商业医疗保险在整个医疗保障体系中的补充性作用和定位十分重要。

在明确的定位之下,补充性商业医疗保险与国家卫生服务体系或法定保险紧密衔接。从保障范围上,各国商业医疗保险既保障未被公共筹资所覆盖或未充分保障的服务和药物,如牙科、眼科服务,抗肿瘤药物等,也覆盖公共筹资下的参保者自付费用。同时,商业医疗保险的保障范围也可以设计为多层次,在提供统一的补充保障基础之上,允许设计差异化的福利待遇,如法国、新加坡。从运行方式上,美国 MA 计划和新加坡的 IP 计划中,由商业保险公司向参保者提供集公共保险(Medicare 及 Medshield)和补充保险(MA 及 IP)于一体的"整合式"保障,美国 CMS 将 Medicare 的部分基金按人头打包给保险公

司，实现两个层次制度的完全融合。通过公共筹资、社会保险和商业保险的紧密衔接，为参保者提供多层次的医疗保障。

二、政府多措并举，提升补充性商业医疗保险人群覆盖率

为确保每一个参保者均能公平地获得补充性商业医疗保险的保障，发达国家政府针对保险方和被保险方分别采取多种措施，促进参保率的提升。

对于保险方，政府禁止保险公司限制既往症人群参保，禁止保险公司拒绝符合条件的参保者，从而减少保险公司的风险选择，并要求在同一种保障方案下保费相同，实施社区费率，如法国、澳大利亚和美国 MA 项目。同时，部分国家政府对非营利性保险公司给予退税优惠，以支持补充性医疗保险的发展。

对于被保险人，政府通过资助参保、税收补贴等方式，激励其参保。如法国政府向贫困人群和近贫人群分别提供全额资助和补贴券，鼓励其参加商业医疗保险；鼓励雇主以团体参保的形式为雇员购买商业医疗保险，可享受税收减免。澳大利亚鼓励年轻人尽早参保、终身续保，缴纳保费可获得退税。新加坡居民 Medshield 的个人账户可以支付本人及直系亲属 IP 计划的保费。通过这些支持性政策，提高补充性商业保险的人群覆盖率。

三、依法对保险机构实施规制和监管，确保参保人权益和保险可持续运行

依法对商业医疗保险实施有效监管，发达国家通过立法完善了监管框架，明确保险机构的责任和行为规范。规制和监管的内容主要包括：①保险公司市场准入要求；②参保条件和保费，如不得拒绝、限制参保，实施社区费率；③保障待遇，如设定最低保障标准；④信息公开，如在政府官网上公布各种保险计划；⑤报告及监测，要求保险机构定期报告保险运行情况。通过这些方面的严格规制和监管，确保参保者能公平参保并获得保障待遇，规范保险机构行为，保障保险计划可持续发展。

四、保险机构一定程度上应用战略性购买方式控制财务风险

传统上，商业医疗保险通过对被保险人利用医疗服务的限制、共付比例的设定等方式进行费用控制。近年来，商业医疗保险为控制财务超支风险、提升支付效率，逐渐开始应用战略性购买方式，对医药服务进行主动选择和购买。如法国和美国的商业保险联盟或单个保险机构同医疗服务提供方代表进行谈判议价，以获取更低的支付价格；美国商业保险公司通过举办或构建服务供方网络，加强对参保者的健康管理和风险控制等。

第六章 完善普惠型商业医疗保险发展的建议

商业医疗保险是我国多层次医疗保障体系的重要组成，是基本医疗保险制度的有益补充，对于提升人民健康福祉、减少因病致贫、促进生物医药产业创新发展具有积极作用。国际经验显示，发达国家鼓励和促进具有普惠性质的、与公共筹资/社会保险相衔接的商业医疗保险的发展。国内实践表明，普惠型商业医疗保险以需求为导向、以普惠参保为出发点，短期内获得了市场认可，具有发展前景。社会相关各方应共建共享，积极推动和支持其发展。

基于我国普惠型商业医疗保险的现况分析和评价，结合国际补充性商业健康保险发展的经验，提出我国完善普惠型商业医疗保险的建议。

一、明确政府在普惠型商业医疗保险发展中的作用

作为一种由商业保险公司设计和运营、参保者自愿投保的医疗保险，应充分发挥市场机制在资源配置中的决定性作用。通过市场供求机制、竞争机制、价格机制的调节作用，不断地扩大商业医疗保险产品供给，优化商业医疗保险服务，提高保险服务质量和效率。然而，由于我国商业医疗保险的整体发展尚处于初级阶段，规模较小，能力不足，仅依靠市场机制和保险公司的自发成长，发展水平有限，难以在多层次医疗保障体系中发挥重要的补充作用，需要政府的助力。

明确政府在普惠型商业医疗保险发展中的职能定位。引导并调动商业保险机构，促进普惠型商业保险和基本医疗保险的衔接互补，规范商业医疗保险运作，也是提升医保治理能力的具体体现，有助于形成共建共治共享的医保治理新格局。

在加快发展普惠型商业医疗保险的过程中，**政府的主要定位是引导商业保险的发展，营造市场机制发挥作用的条件和环境，弥补市场机制的不足。**本研究认为在普惠型商业医疗保险发展过程中，政府应发挥的职能主要包括以下 4 个方面：第一，强化多层次医疗保障体系建设，明确商业医疗保险的补充性作用，通过多种支持性政策引导其发展。第二，营造公平有序的商业医疗保险市场环境，促进市场机制充分与有效地发挥作用。第三，对普惠型商业医疗保险

进行规制，弥补市场缺陷，纠正市场失灵。第四，为普惠型商业医疗保险提供服务支持。

近期内，政府在发展普惠型商业医疗保险中的作用可形象地比喻为"扶上马，送一程"。对于普惠型商业医疗保险这一新兴的保险类型，政府应积极鼓励支持其发展，不仅要"扶上马"，创造条件、提供支持，助力其顺利开端，还要"送一程"，助推其步入正常发展轨道，稳步前进。同时，这一比喻也表明应注意政府作用的边界，不能只是"牵着马"而不扶持，也不能是"骑上马"而越俎代庖，应培育、支持、引导、促进普惠型商业医疗保险的发展。

二、发挥政府对普惠型商业医疗保险的引导、规制与支持作用

（一）指导商业保险公司设计普惠型保险

适宜的保险产品设计和良好的运营是普惠型商业医疗保险保持吸引力和可持续发展的关键。普惠型商业医疗保险的保障范围应与基本医疗保险紧密衔接，形成互补。各地政府的相关部门应在构建多层次医疗保障体系的视域下，结合基本医疗保险的保障范围和水平，对商业保险公司设计适宜的普惠型商业医疗保险方案和运营模式给予指导和建议。其具体内容可包括：

第一，指导确定合理的保障范围。在基本医疗保险保障水平较高地区，可优先考虑覆盖基本医保目录外的药品、技术和服务费用；在基本医疗保险保障水平相对较低的地区，可兼顾覆盖基本医保政策范围内的自付费用，并保持合理的起付标准（免赔额）。

第二，指导设定适宜的保费水平。普惠型商业医疗保险区别于其他商业医疗保险的一个显著特点是实施社区费率而非风险费率，且保费水平较低、可负担。相关政府部门应指导保费水平的设定，确保筹资水平既与当地人均收入水平相适应，又能维持保险方案的收支平衡。建议可结合各地普惠型商业医疗保险参保条件和补偿水平的设定，针对不同年龄段的人群采取按人群疾病风险调整保费。例如，有些保险允许有既往症（如肿瘤、慢性病等）的患者参保并对

既往症相关的医疗费用予以报销，在此保险方案设计下对疾病风险较高的人群给予了较高水平的保障。建议对有既往症的高年龄组人群适当调高保险费，从而在一定程度上平抑逆向选择带来的风险，以确保普惠型商业保险的可持续性。

第三，指导优化运营模式。由于目前专业的商业健康保险公司较少，寿险公司对医疗保险运营的专业性尚不足，政府部门可建议商业保险公司依托专业的保险经纪公司作为平台，负责普惠型商业医疗保险的方案设计以及同相关各方的协调沟通。参与运营的商业保险公司应保持适宜数量，以 2～5 家为宜，避免过度竞争或形成垄断。

（二）加强对保险准入、运营和监测评价的规制

政府应营造良好的市场环境，为普惠性商业医疗保险的发展创造条件。具体可包括以下几点。

第一，应严格审批普惠型商业医疗保险方案，避免同一地区出现多个商保方案而产生恶性竞争。建议现阶段每个城市/地区开设 1 个普惠型商业医疗保险项目为宜，可有多个层次的保障方案供选择，由适当数量的保险公司以共保体形式参与承保和运营。

第二，明确规定普惠型商业医疗保险的最低赔付率及超额利益返还机制。我国的商业保险公司均为营利性机构，设定商业医疗保险所应达到的最低赔付率为国际惯例，美国商业医疗保险的赔付率一般达 80％以上。初期可设定相对宽松的最低赔付率要求，如 75％～80％，随着保险的持续运行和基础数据的积累，可调整设定更适宜的赔付率标准。同时，最低赔付率设定后，相应的实现机制的设计也非常重要。若未达到预设的赔付率标准，应建立明确的超额利益返还机制，对实际赔付率低于最低赔付率之间的差额部分建议以建立风险基金、续保者保费优惠或提供续保者健康管理服务等方式进行返还，以保障参保者的受益水平。

第三，加强普惠型商业医疗保险的监测评价和信息公开。政府有关部门应监测普惠型商业医疗保险的实施运行情况，要求参与运营的商业保险公司报告年度运行情况，并公开参保人数、赔付人数、赔付率等相关信息。

（三）在鼓励参保、数据共享等方面提供支持

为使普惠型商业医疗保险惠及更多群众，应着力扩大其人群覆盖面。由于这是一个新兴的保险类型，加之群众对商业保险的认知不足，仅依靠保险公司的市场营销难以达到适宜的人群覆盖规模。在保险实施初期，建议政府部门积极参与普惠型商业医疗保险的宣传推广、政策解释等工作，适当应用政府的公信力提升群众对这一新兴保险的认同度和信任度，有效提高普惠型商业医疗保险的参保率。同时，政府部门应避免介入普惠型商业医疗保险的具体运行与经办，厘清政府责任边界。

在普惠型商业医疗保险的设计阶段，商业医疗保险公司可能由于缺少基础数据而影响保险设计的适宜性。建议政府部门对普惠型商业医疗保险的设计给予数据支持，在保证信息安全的前提下，建立数据共享机制，支持商业保险公司基于真实数据进行保险方案设计和保费水平测算或模拟。

三、促进普惠型商业医疗保险与基本医疗保险协同发展

普惠型商业医疗保险与基本医疗保险衔接互补，为夯实多层次医疗保障体系发挥合力。由于普惠型商业医疗保险的保障范围、保障水平与基本医疗保险紧密关联，应促进两者的协同发展。

第一，保障范围的联动。基本医保药品目录实施动态调整，同一年度内药品目录及其他保障待遇的调整，会直接影响普惠型商业医疗保险的保障范围和水平。应及时做好两类保险的待遇衔接；同时，在下一年度确定普惠型商业医疗保险方案时，适当调整其保障范围。

第二，供方支付的协同。近年来，基本医疗保险正在逐步发挥医保战略性购买作用，持续推进供方支付制度改革，提升支付效率。由于普惠型商业医疗保险对基本医保支付范围内、外的费用都给予一定程度的保障，供方服务也理应成为商业医疗保险风险控制的着眼点。然而，由于过去我国商业医疗保险的费用控制措施主要作用于需方，较少与医疗服务提供方发生关联，尚不具备实施或参与供方支付改革的能力。因此，在基本医疗保险实施支付改革时，建议

同时考虑商业医疗保险的控费需求，设定供方支付标准时建议采用全口径费用即医疗总费用，从而对医保支付范围内、外的医疗费用都可进行有效控制。

第三，结算手续的衔接。为方便参保者报销，可对普惠型商业医疗保险与基本医疗保险实行集中结算，一站式报销。值得注意的是，在此过程中应明确基本医疗保险与商业医疗保险的责任边界，两类保障应有明确区分与不同账单，通过报销手续的便捷性来体现两类保障的衔接，使参保者享受到明显的多重保障的获得感。

第四，保障方案的互动。应关注普惠型商业医疗保险对基本医疗保险的反向影响，防控多重保障之下参保者的道德风险以及不合理的医疗服务利用。

四、 商业保险公司积极发挥对医药服务的购买作用，拓展健康管理服务

商业保险公司作为医药服务市场上进行支付的第三方，建议充分应用多种市场手段，发挥对医药服务的购买作用提升支付效率，并积极拓展对参保者的健康管理服务。

（一）通过谈判准入建立补充支付目录

目前，对于基本医保目录外高值特药的保障是普惠型商业医疗保险的主要保障范围，然而特药目录的确定尚缺乏明确的原则和标准。为提升保险支付效率，建议普惠型商业医疗保险参照国家医保药品准入谈判方式，建立补充支付目录，积极发挥购买作用，明确"购买什么"，将符合价值导向和保险承受能力的药品、技术和服务纳入支付范围，并充分应用市场机制，通过谈判确定支付标准，明确"如何支付"。

在补充支付目录准入机制方面，建议建立专家委员会，由临床、药学、药物经济学和卫生技术评估、医保管理等方面的专家组成。专家委员会对申请优先纳入补充支付目录的药品、技术和服务项目进行快速技术评估、论证并提出准入建议。普惠型商业医疗保险可按照"专家论证、价格谈判及动态调整"的原则，根据专家委员会推荐的支付目录，与医药企业和相关技术服务提供商进

行协商谈判。谈判成功的药品、技术和服务纳入补充支付目录，在提升参保者对创新药品、技术和服务可及性的同时，减轻参保者的费用负担。

（二）创新引入风险共担机制

纳入上述普惠型商业医疗保险补充支付目录内的产品和服务，多为创新性的生物医药产品、技术和服务。除进行价格谈判准入外，可参照国际医疗保险实践中加快创新产品准入的做法，引入风险共担机制（risk-sharing），将保险支付与创新产品和技术应用的结果（如疗效、质量等）相关联，为有价值的医药服务买单，从而更好地保障参保者多层次的医药需求并提升商业医疗保险的支付效率和保障效能。

（三）拓展健康管理服务

国际上，商业医疗保险多注重对参保者的健康管理服务，这也是风险管控的有效方式。现阶段，我国普惠型商业医疗保险多将健康管理服务作为附加的增值服务向参保者免费提供，也作为吸引参保的特色之一。随着普惠型商业医疗保险的持续发展，参保者维持在一定规模并且参保黏性增强，商业医疗保险公司可不断地拓展健康管理服务的内涵和深度，结合互联网医疗和移动医疗技术，应用多样化方式对参保者开展更为深入的健康管理服务。例如，健康咨询、慢性病用药指导及疾病管理等。通过健康管理服务，提升参保者健康服务体验，改善慢性病用药依从性和疾病管理效果，有效管控疾病风险的同时，也有助于商业保险公司管控财务风险，促进普惠型商业医疗保险的可持续发展。

附录

一、本研究纳入的普惠型商业医疗保险名称及所在地区

附表 1　普惠型商业医疗保险名称及所在地区对照表

区域	省份/直辖市	城市/地区	保险名称	保险代称
东部	北京	北京	京惠保	
东部	天津	天津	津惠保	天津 A
东部	天津	天津	津城保	天津 B
西部	重庆	重庆	渝惠保	
东部	河北	河北	冀惠保	
东部	河北	张家口	张家口惠民保	
中部	山西	山西	晋惠保	
东部	辽宁	沈阳	沈阳全民保	
东部	辽宁	大连	大连工惠保（目录内方案）	大连 A
东部	辽宁	大连	大连工惠保（目录外方案）	大连 B
东部	辽宁	大连	大连工惠保（全面保障方案）	大连 C
东部	辽宁	丹东	丹惠保	
东部	辽宁	锦州	惠锦保	
东部	黑龙江	哈尔滨	i 龙惠保	
东部	江苏	南京	南京宁惠保 99 款	南京 A
东部	江苏	南京	南京宁惠保 199 款	南京 B
东部	江苏	南京	惠民健康保	南京 C
东部	江苏	苏州	苏惠保	苏州 A
东部	江苏	苏州	苏康保	苏州 B
东部	江苏	无锡	医惠锡城	
东部	江苏	南通	南通全民保	
东部	江苏	连云港	连惠保	
东部	江苏	盐城	盐城市民保	盐城 A
东部	江苏	盐城	盐城惠民保	盐城 B
东部	江苏	常州	常州惠民保（基础款）	常州 A
东部	江苏	常州	常州惠民保（升级款）	常州 B
东部	江苏	常州	常州惠民保（全面款）	常州 C
东部	江苏	徐州	惠徐保	
东部	江苏	镇江	惠镇保	

(续表)

区域	省份/直辖市	城市/地区	保险名称	保险代称
东部	江苏	宿迁	惠宿保	
东部	江苏	泰州	泰惠保	
东部	浙江	杭州	杭州市民保	杭州 A
东部	浙江	杭州	西湖益联保	杭州 B
东部	浙江	杭州	民惠保	杭州 C
东部	浙江	宁波	宁波市民保	宁波 A
东部	浙江	宁波	甬惠保	宁波 B
东部	浙江	宁波	工惠保	宁波 C
东部	浙江	绍兴	越惠保	
东部	浙江	衢州	惠衢保	
东部	浙江	温州	温州惠医保	
东部	浙江	嘉兴	惠嘉保	
东部	浙江	台州	台州市民保	
东部	浙江	丽水	浙丽保	
中部	安徽	合肥	合惠保	
中部	安徽	芜湖	芜湖惠民保	
中部	安徽	安徽	皖惠保	
中部	安徽	亳州	亳州保	亳州 A
中部	安徽	亳州	亳惠保	亳州 B
中部	安徽	阜阳	阜阳惠皖保（基础款）	阜阳 A
中部	安徽	阜阳	阜阳惠皖保（升级款）	阜阳 B
中部	安徽	蚌埠	蚌惠保	
东部	福建	福建（除厦门）	八闽保	
东部	福建	福州	福州福民保	福州 A
东部	福建	福州	福惠保	福州 B
东部	福建	福州	榕城保	福州 C
东部	福建	厦门	鹭惠保	厦门 A
东部	福建	厦门	厦门惠民保	厦门 B
中部	江西	南昌	惠昌保	
东部	山东	山东	齐鲁爱心保（鲁惠保升级款）	山东 A
东部	山东	山东	山东民生保	山东 B
东部	山东	山东	鲁惠保	山东 C
东部	山东	淄博	淄博齐惠保	
东部	山东	济南	齐鲁保	

(续表)

区域	省份/直辖市	城市/地区	保险名称	保险代称
东部	山东	烟台	烟台普惠保	烟台 A
东部	山东	烟台	烟台惠民保	烟台 B
中部	河南	河南	豫健保（除许昌、洛阳）	
中部	河南	漯河	漯河惠民保	
中部	河南	许昌	豫健保-许昌专属	
中部	河南	焦作	焦作惠民保	
中部	河南	洛阳	豫健保-洛阳专属	
中部	湖南	湖南	湖南全民保	湖南 A
中部	湖南	湖南	湘惠保	湖南 B
中部	湖南	长沙	星惠保	长沙 A
中部	湖南	长沙	民生保	长沙 B
中部	湖南	株洲	神农保	
中部	湖南	邵阳	吉湘保-邵阳惠民保	
中部	湖北	武汉	武汉惠医保	
东部	广东	广州	穗岁康	广州 A
东部	广东	广州	广州惠民保	广州 B
东部	广东	深圳	深圳专属医疗险	
东部	广东	珠海	大爱无疆	
东部	广东	佛山	平安佛医保	
东部	广东	东莞	东莞市民保	东莞 A
东部	广东	东莞	南粤全民保	东莞 B
东部	广东	惠州	惠州太爱保（惠州惠民保升级款）	惠州 A
东部	广东	惠州	惠州惠医保	惠州 B
东部	广东	潮州	潮州市民保	
东部	广东	湛江	湛江市民保	
东部	广东	梅州	保尚保（方案1）	梅州 A
东部	广东	梅州	保尚保（方案2）	梅州 B
东部	广东	梅州	保尚保（方案3）	梅州 C
东部	广东	梅州	保尚保（方案4）	梅州 D
东部	广东	河源	河源市民保	
东部	广东	云浮	云浮惠民保	
东部	广东	茂名	茂名全民保	
东部	广东	揭阳	揭阳市民保	
东部	广东	韶关	韶关市民保	

(续表)

区域	省份/直辖市	城市/地区	保险名称	保险代称
西部	广西	广西	惠桂保	
西部	广西	桂林	桂林惠民保	
东部	海南	海南	惠琼保（A款）	海南 A
东部	海南	海南	惠琼保（B款）	海南 B
西部	四川	成都	惠蓉保	
西部	四川	自贡	贡惠保	
西部	四川	德阳	德阳惠民保	德阳 A
西部	四川	德阳	德e保（基础款）	德阳 B
西部	四川	德阳	德e保（升级款）	德阳 C
西部	四川	宜宾	惠宜保	
西部	四川	南充	充惠保	
西部	四川	遂宁	惠遂保	
西部	云南	昆明	春城惠民保	
西部	贵州	贵阳	贵保宝	
西部	贵州	遵义	遵惠保	
西部	宁夏	银川	银川宁惠保	

二、普惠型商业医疗保险保障能力情况

（一）筹资适应性和风险共担能力

附表2 普惠型商业医疗保险的保费水平及当地人均可支配收入

保险代称	保费金额/元	2019年城镇居民人均可支配收入/元
北京	79	73 849
天津 A	76	46 119
天津 B	68	46 119
重庆	69	37 939
河北	79	35 738
张家口	79	34 062
山西	59	33 262

(续表)

保险代称	保费金额/元	2019年城镇居民人均可支配收入/元
沈阳	49	46 786
大连 A	85	46 468
大连 B	130	46 468
大连 C	215	46 468
丹东	59	29 873
锦州	59	34 699
哈尔滨	89	40 007
南京 A	99	64 372
南京 B	199	64 372
南京 C	49	64 372
苏州 A	49	68 629
苏州 B	99	68 629
无锡	99	61 915
南通	99	50 217
连云港	49	35 390
盐城 A	58	38 816
盐城 B	58	38 816
常州 A	52	58 345
常州 B	120	58 345
常州 C	365	58 345
徐州	69	36 215
镇江	59	52 713
宿迁	49	30 614
泰州	49	47 216
杭州 A	59	66 068
杭州 B	150	66 068
杭州 C	49	66 068
宁波 A	59	64 886
宁波 B	59	64 886
宁波 C	118	64 886
绍兴	100	63 935
衢州	100	46 933
温州	59	60 957
嘉兴	69	61 940

(续表)

保险代称	保费金额/元	2019年城镇居民人均可支配收入/元
台州	59	60 351
丽水	100	46 437
合肥	69	41 484
芜湖	59	38 397
安徽	66	37 540
亳州 A	69	32 409
亳州 B	58	36 215
阜阳 A	59	32 844
阜阳 B	99	32 844
蚌埠	124	37 028
福建	69	45 620
福州 A	68	47 920
福州 B	68	47 920
福州 C	69	47 920
厦门 A	60	59 018
厦门 B	70	59 018
南昌	99	40 844
山东 A	99	42 329
山东 B	59	42 329
山东 C	74	42 329
淄博	99	45 237
济南	59	51 913
烟台 A	59	47 977
烟台 B	58	47 977
河南	119	34 201
漯河	59	33 505
许昌	100	34 376
焦作	89	33 956
洛阳	59	38 630
湖南 A	94	39 842
湖南 B	93	39 842
长沙 A	93	55 211
长沙 B	59	55 211
株洲	78	46 553

(续表)

保险代称	保费金额/元	2019年城镇居民人均可支配收入/元
邵阳	49	29 503
武汉	168	51 706
广州 A	180	65 052
广州 B	49	65 052
深圳	365	62 522
珠海	190	55 219
佛山	185	55 233
东莞 A	69	55 156
东莞 B	282	55 156
惠州 A	49	42 999
惠州 B	175	42 999
潮州	59	25 828
湛江	59	31 241
梅州 A	60	29 235
梅州 B	120	29 235
梅州 C	180	29 235
梅州 D	450	29 235
河源	59	27 129
云浮	59	26 807
茂名	59	29 405
揭阳	66	26 746
韶关	66	32 634
广西	66	34 745
桂林	58	37 178
海南 A	59	36 017
海南 B	88	36 017
成都	59	45 878
自贡	59	36 622
德阳 A	57	37 222
德阳 B	49	37 222
德阳 C	99	37 222
宜宾	59	36 694
南充	50	33 749
遂宁	59	34 854

(续表)

保险代称	保费金额/元	2019年城镇居民人均可支配收入/元
昆明	69	46 289
贵阳	49	38 240
遵义	50	32 312
银川	59	38 217

(二) 持续发展能力

附表3 普惠型商业医疗保险的承保公司数量及医保个人账户支付情况

保险代称	承保公司数量	是否可用医保个账支付
北京	2	否
天津A	2	否
天津B	4	否
重庆	1	否
河北	2	否
张家口	3	否
山西	1	否
沈阳	1	否
大连A	1	否
大连B	1	否
大连C	1	否
丹东	1	否
锦州	2	否
哈尔滨	5	否
南京A	11	否
南京B	11	否
南京C	1	否
苏州A	3	是
苏州B	1	否
无锡	14	是
南通	2	是
连云港	1	是
盐城A	1	否
盐城B	1	否

(续表)

保险代称	承保公司数量	是否可用医保个账支付
常州A	7	是
常州B	7	是
常州C	7	是
徐州	6	是
镇江	1	否
宿迁	2	否
泰州	6	否
杭州A	1	否
杭州B	5	是
杭州C	4	否
宁波A	4	否
宁波B	1	否
宁波C	1	否
绍兴	5	是
衢州	6	是
温州	1	是
嘉兴	1	否
台州	1	否
丽水	5	是
合肥	1	否
芜湖	1	否
安徽	1	否
亳州A	1	否
亳州B	1	否
阜阳A	1	否
阜阳B	1	否
蚌埠	1	否
福建	1	否
福州A	1	否
福州B	2	否
福州C	1	否
厦门A	3	否
厦门B	1	否
南昌	2	否

(续表)

保险代称	承保公司数量	是否可用医保个账支付
山东 A	1	否
山东 B	6	否
山东 C	1	否
淄博	12	否
济南	1	是
烟台 A	6	否
烟台 B	1	否
河南	1	否
漯河	1	否
许昌	1	否
焦作	1	否
洛阳	1	否
湖南 A	2	否
湖南 B	4	否
长沙 A	1	否
长沙 B	1	否
株洲	1	否
邵阳	2	否
武汉	4	否
广州 A	1	是
广州 B	1	否
深圳	14	是
珠海	1	是
佛山	1	是
东莞 A	1	否
东莞 B	2	否
惠州 A	1	否
惠州 B	4	是
潮州	1	否
湛江	1	否
梅州 A	2	是
梅州 B	2	是
梅州 C	2	是
梅州 D	2	是

(续表)

保险代称	承保公司数量	是否可用医保个账支付
河源	1	否
云浮	1	否
茂名	1	否
揭阳	1	否
韶关	3	否
广西	1	否
桂林	1	否
海南 A	5	否
海南 B	1	否
成都	4	否
自贡	2	否
德阳 A	1	否
德阳 B	7	否
德阳 C	7	否
宜宾	5	否
南充	5	否
遂宁	5	否
昆明	7	否
贵阳	3	否
遵义	1	否
银川	3	否

三、各普惠型商业医疗保险保障水平情况

（一）覆盖广度

附表 4　普惠型商业医疗保险的参保条件

保险代称	参保条件
北京	允许高龄参保，既往症不赔付
天津 A	允许高龄参保，既往症不赔付

(续表)

保险代称	参保条件
天津 B	允许高龄参保，既往症不赔付
重庆	允许高龄参保，既往症不赔付
河北	允许高龄参保，既往症不赔付
张家口	允许高龄参保，既往症不赔付
山西	允许高龄参保，既往症不赔付
沈阳	允许高龄参保，既往症不赔付
大连 A	重大疾病不允许参保
大连 B	重大疾病不允许参保
大连 C	重大疾病不允许参保
丹东	允许高龄参保，既往症不赔付
锦州	允许高龄参保，既往症不赔付
哈尔滨	允许高龄参保，既往症不赔付
南京 A	允许高龄参保，既往症可赔付但降低报销比例
南京 B	允许高龄参保，既往症可赔付但降低报销比例
南京 C	允许高龄参保，既往症不赔付
苏州 A	允许高龄参保，既往症可赔付但降低报销比例
苏州 B	允许高龄参保，既往症可赔付但降低报销比例
无锡	允许高龄参保，既往症可赔付但降低报销比例
南通	允许高龄参保，既往症可赔付但降低报销比例
连云港	允许高龄参保，既往症不赔付
盐城 A	允许高龄参保，既往症不赔付
盐城 B	肿瘤类、肝肾疾病类、心脑血管及糖脂代谢疾病类、肺部疾病类等不允许参保
常州 A	允许高龄参保，既往症不赔付
常州 B	允许高龄参保，既往症不赔付
常州 C	允许高龄参保，既往症可赔付，但降低报销比例
徐州	允许高龄参保，既往症不赔付
镇江	允许高龄参保，既往症不赔付
宿迁	允许高龄参保，既往症不赔付
泰州	允许高龄参保，既往症不赔付
杭州 A	允许高龄参保，既往症不赔付
杭州 B	无参保年龄及既往症限制
杭州 C	允许高龄参保，既往症不赔付
宁波 A	允许高龄参保，既往症不赔付
宁波 B	允许高龄参保，既往症不赔付
宁波 C	允许高龄参保，既往症不赔付

(续表)

保险代称	参保条件
绍兴	无参保年龄及既往症限制
衢州	允许高龄参保，既往症不赔付
温州	允许高龄参保，既往症不赔付
嘉兴	允许高龄参保，既往症不赔付
台州	允许高龄参保，既往症不赔付
丽水	无参保年龄及既往症限制
合肥	允许高龄参保，既往症不赔付
芜湖	允许高龄参保，既往症不赔付
安徽	允许高龄参保，既往症不赔付
亳州 A	允许高龄参保，既往症不赔付
亳州 B	允许高龄参保，既往症不赔付
阜阳 A	允许高龄参保，既往症不赔付
阜阳 B	允许高龄参保，既往症不赔付
蚌埠	允许高龄参保，既往症不赔付
福建	允许高龄参保，既往症不赔付
福州 A	允许高龄参保，既往症不赔付
福州 B	允许高龄参保，既往症不赔付
福州 C	允许高龄参保，既往症不赔付
厦门 A	允许高龄参保，既往症不赔付
厦门 B	允许高龄参保，既往症不赔付
南昌	允许高龄参保，既往症不赔付
山东 A	允许高龄参保，既往症不赔付
山东 B	允许高龄参保，既往症不赔付
山东 C	允许高龄参保，既往症不赔付
淄博	允许高龄参保，既往症不赔付
济南	允许高龄参保，既往症不赔付
烟台 A	允许高龄参保，既往症不赔付
烟台 B	允许高龄参保，既往症不赔付
河南	允许高龄参保，既往症不赔付
漯河	允许高龄参保，既往症不赔付
许昌	允许高龄参保，既往症不赔付
焦作	允许高龄参保，既往症不赔付
洛阳	允许高龄参保，既往症不赔付
湖南 A	允许高龄参保，既往症可赔付但降低报销比例
湖南 B	70 岁以上不可参保，既往症不赔付
长沙 A	允许高龄参保，既往症不赔付

(续表)

保险代称	参保条件
长沙 B	允许高龄参保，既往症不赔付
株洲	允许高龄参保，既往症不赔付
邵阳	允许高龄参保，既往症可赔付但降低报销比例
武汉	允许高龄参保，既往症不赔付
广州 A	无参保年龄及既往症限制
广州 B	允许高龄参保，既往症不赔付
深圳	已患八类重大疾病不允许参保
珠海	允许高龄参保，既往症可赔付但降低报销比例
佛山	允许高龄参保，既往症可赔付但降低报销比例
东莞 A	允许高龄参保，既往症不赔付
东莞 B	恶性肿瘤、尿毒病史等 6 种疾病及 60 岁以上不允许参保
惠州 A	允许高龄参保，既往症不赔付
惠州 B	无参保年龄及既往症限制
潮州	允许高龄参保，既往症不赔付
湛江	允许高龄参保，既往症不赔付
梅州 A	无参保年龄及既往症限制
梅州 B	无参保年龄及既往症限制
梅州 C	无参保年龄及既往症限制
梅州 D	无参保年龄及既往症限制
河源	允许高龄参保，既往症不赔付
云浮	允许高龄参保，既往症不赔付
茂名	允许高龄参保，既往症不赔付
揭阳	允许高龄参保，既往症不赔付
韶关	允许高龄参保，既往症不赔付
广西	允许高龄参保，既往症不赔付
桂林	无参保年龄及既往症限制
海南 A	2020 年参保人员，免核保并承担既往症；未参保，次年需审核且不承担
海南 B	2020 年参保人员，免核保并承担既往症；未参保，次年需审核且不承担
成都	允许高龄参保，既往症不赔付
自贡	允许高龄参保，既往症不赔付
德阳 A	允许高龄参保，既往症不赔付
德阳 B	允许高龄参保，既往症可赔付，但降低报销比例
德阳 C	允许高龄参保，既往症可赔付，但降低报销比例
宜宾	允许高龄参保，既往症可赔付，但降低报销比例

(续表)

保险代称	参保条件
南充	允许高龄参保，既往症不赔付
遂宁	允许高龄参保，既往症可赔付，但降低报销比例
昆明	允许高龄参保，既往症可赔付，但降低报销比例
贵阳	允许高龄参保，既往症不赔付
遵义	允许高龄参保，既往症不赔付
银川	允许高龄参保，既往症不赔付

（二）覆盖范围

附表5 普惠型商业医疗保险的主要保障范围

保险代称	目录内住院	目录内门特、门慢	特药数量/种	目录外住院	目录外服务
北京	是	否	17	否	—
天津 A	是	是	20	否	—
天津 B	是	是	20	否	—
重庆	是	是	15	否	—
河北	是	否	20	否	—
张家口	是	否	20	否	—
山西	是	否	18	否	—
沈阳	是	否	15	否	质子重离子
大连 A	是	是	0	否	—
大连 B	否	否	15	是	—
大连 C	是	是	15	否	—
丹东	是	否	20	否	—
锦州	是	否	0	是	—
哈尔滨	是	否	15	否	—
南京 A	是	是	0	是	质子重离子
南京 B	是	是	0	是	质子重离子
南京 C	是	是	0	否	—
苏州 A	是	是	20	否	—
苏州 B	是	是	22	是	—
无锡	否	否	35	是	—

(续表)

保险代称	目录内住院	目录内门特、门慢	特药数量/种	目录外住院	目录外服务
南通	是	是	15	否	质子重离子
连云港	是	是	0	否	—
盐城 A	是	是	15	否	—
盐城 B	是	是	20	否	—
常州 A	是	否	15	否	—
常州 B	是	否	20	是	质子重离子
常州 C	是	否	25	是	质子重离子
徐州	是	是	0	是	—
镇江	是	是	15	否	—
宿迁	是	是	15	否	—
泰州	是	是	0	否	—
杭州 A	是	否	20	否	—
杭州 B	是	是	31	是（药品、材料费用）	材料费、耗材
杭州 C	是	否	20	否	—
宁波 A	否	否	15	是	—
宁波 B	是	否	11	否	—
宁波 C	是	是	0	是	—
绍兴	是	是	20	是（药品、部分材料费用）	—
衢州	是	是	20	是（药品费用）	—
温州	是	是	20	否	—
嘉兴	是	是	18	否	—
台州	是	否	16	否	—
丽水	是	是	0	是	—
合肥	是	否	0	是	—
芜湖	是	否	0	否	—
安徽	是	否	0	是	—
亳州 A	是	否	0	是	—
亳州 B	是	是	15	否	—
阜阳 A	是	否	18	是	—
阜阳 B	是	否	18	是	—
蚌埠	是	否	18	是	—
福建	是	是	25	否	—
福州 A	是	否	30	否	—

（续表）

保险代称	目录内住院	目录内门特、门慢	特药数量/种	目录外住院	目录外服务
福州 B	是	否	12	否	—
福州 C	是	否	25	否	—
厦门 A	是	否	20	否	—
厦门 B	是	否	25	否	—
南昌	是	否	10	是	CT/DR 单部位平扫
山东 A	是	否	15	否	质子重离子
山东 B	是	是	15	否	—
山东 C	是	否	16	否	—
淄博	是	否	16	否	—
济南	是	是	15	否	—
烟台 A	是	否	15	否	—
烟台 B	是	否	0	否	—
河南	是	否	15	是	—
漯河	是	否	16	否	新冠肺炎身故
许昌	是	否	15	是	—
焦作	是	否	0	是	—
洛阳	是	否	15	否	—
湖南 A	是	否	15	否	—
湖南 B	是	否	19	否	—
长沙 A	是	否	0	是	—
长沙 B	是	否	11	否	—
株洲	是	是	22	否	—
邵阳	是	否	20	否	—
武汉	是	否	35	是	质子重离子
广州 A	是	是	0	是（药品＋检验检查）	病种筛查
广州 B	是	否	18	否	—
深圳	是	否	33	是	质子重离子
珠海	是	否	19	否	PET－CT 检查，高额住院费用
佛山	是	是	25	是	PET－CT 检查，体内放置材料
东莞 A	是	是	20	否	—
东莞 B	是	否	0	是	—

(续表)

保险代称	目录内住院	目录内门特、门慢	特药数量/种	目录外住院	目录外服务
惠州 A	是	否	17	否	—
惠州 B	是	是	0	是	罕见病医药费用保障；中医药"治未病"特色保障
潮州	是	否	20	否	—
湛江	是	否	20	否	—
梅州 A	是	否	15	否	PET-CT 检查项目补偿一次
梅州 B	是	是	15	否	PET-CT 检查项目补偿一次
梅州 C	是	是	0	是	—
梅州 D	是	是	15	是	PET-CT 检查项目补偿一次
河源	是	否	20	否	—
云浮	是	否	18	否	—
茂名	是	否	20	否	—
揭阳	是	否	20	否	—
韶关	是	否	24	否	—
广西	是	否	0	是	—
桂林	是	是	15	否	—
海南 A	是	是	0	是（药品费用）	—
海南 B	是	是	21 国内 + 49 国外	是（药品费用）	—
成都	是	否	20	否	—
自贡	是	是	15	否	—
德阳 A	是	否	0	否	—
德阳 B	是	是	20	否	—
德阳 C	是	是	40	否	心脏移植、肺移植、肝移植、急性心衰、呼衰使用体外膜肺氧合、人工耳蜗材料
宜宾	是	是	20	否	—
南充	是	否	0	否	—
遂宁	是	是	15	否	—

(续表)

保险代称	目录内住院	目录内门特、门慢	特药数量/种	目录外住院	目录外服务
昆明	是	否	15	否	—
贵阳	是	否	0	否	—
遵义	是	是	15	否	—
银川	是	否	15	否	—

附表 6　普惠型商业医疗保险的附加服务

保险代称	其他附加服务
北京	特药服务：含特药直付、特药购买及配送、慈善赠药和临床试验申请指导 疾病预防：含风险评估、癌症及肿瘤筛查 健康咨询：含公益咨询、在线图文问诊、药事咨询、健康问问 慢病管理：含健康专栏、慢病药品配送 健康促进：含用药提醒、用药福利计划 健康体检：含健康体检服务 就医服务：含重疾就医指导、重疾门诊绿通＋陪诊、康复追踪
天津 A	35 项术后或者院后的上门护理服务；重症门诊/住院/手术绿通服务；癌症基因检测折扣券
天津 B	在线问诊：含常见病快速诊疗；特殊人群健康管理；复查报告解读；预防及日常保健咨询 慢病管理：含 90 天强化慢病管理指导；专属健康顾问咨询 疾病预防：含健康风险筛查；健康管理建议 食药优惠：含药品、器械优惠；食品、百货优惠；免费配送到家 健康促进：含健康体检、健康课堂 特药服务：含特药直付；特邀预约配送 慈善援助指导；新药试验协助 重疾就医服务：含门诊绿色通道；住院绿色通道
重庆	智能健康咨询、健康专栏、公益咨询问诊、疾病风险评估、慢病药品配送、用药提醒
河北	妙手医生 VIP 至尊卡；癌症基因检测代金券；海南博鳌乐城海外药品就医服务；医疗护理服务包；处方审核；特药直赔；病程管理；送药上门；慈善赠药申请指导服务
张家口	特药送药等健康管理服务
山西	送药上门，特药直服服务，癌症基因检测折扣代金券，体检服务，慈善赠药申请指导服务，海南博鳌乐城海外药品就医门诊预约服务
沈阳	药品预约购买及配送、咨询、随访、援助用药等
大连 A	AI 问答、健康咨询、加纳看那个档案、肿瘤筛查、药品、自助预约挂号
大连 B	AI 问答、健康咨询、加纳看那个档案、肿瘤筛查、药品、自助预约挂号

(续表)

保险代称	其他附加服务
大连 C	AI 问答、健康咨询、加纳看那个档案、肿瘤筛查、药品、自助预约挂号
丹东	重大疾病早筛、电话咨询指导、预约购药配送等 8 项服务
锦州	—
哈尔滨	特药服务：预约购药服务、慈善赠药申请指导服务
南京 A	专病讲堂、图文专病咨询、检验检查优先、名医二诊、住院协调预约服务、局部针灸理疗用药指导及新药咨询预约服务、健康测评、健康档案、慢病管理、院内康复护理服务
南京 B	专病讲堂、图文专病咨询、检验检查优先、名医二诊、住院协调预约服务、局部针灸理疗用药指导及新药咨询预约服务、健康测评、健康档案、慢病管理、院内康复护理服务
南京 C	专病讲堂、图文专病咨询、检验检查优先、名医二诊等
苏州 A	36 种慢病药 8.8 折福利、特药直付服务、送药上门服务、肿瘤多学科会诊、海南博鳌乐城就医服务、梅奥智能问诊、电话咨询服务、重大疾病早筛服务
苏州 B	患者用药关怀、分诊服务、肿瘤早筛服务、慈善援助指导、药品配送、新药试验协助、肿瘤咨询服务
无锡	慢性病和肿瘤的易感遗传风险监测、肿瘤与罕见病精准诊断检测服务折扣优惠、快速入院服务、门诊/MDT 预约服务、院内陪诊服务、特药随访管理等
南通	专病讲堂、图文专病咨询、检验检查优先、名医二诊、住院协调预约服务、局部针灸理疗、用药指导及新特药咨询预约服务
连云港	恶性肿瘤专家门诊协助就医服务、恶性肿瘤多学科会诊服务、肿瘤新特药配送上门、药品分歧申请协助服务、基因检测折扣服务等 7 项增值服务
盐城 A	专家讲堂，图文专病咨询，检测检查优先，名医二诊，住院协调预约服务，用药指导及新特药咨询预约服务，高价值药品送药上门服务，慈善赠药协助申请服务
盐城 B	健康档案；健康咨讯；健康问卷测评；自助预约挂号；非处方药［over the counter（drugs），OTC］药品服务；特药处方咨询和用药指导；特药药品配送
常州 A	健康咨询、恶性肿瘤乐城就医服务、药品配送等 13 项健康管理服务
常州 B	16 项健康管理服务
常州 C	17 项健康管理服务
徐州	肿瘤咨询、分诊服务等 4 项服务
镇江	特药用药病程管理服务、特药直付服务、基因检测折扣优惠、普通药品折扣服务、海南博鳌乐城海外药品就医服务、在线问诊、药品咨询服务、国内特药预约服务及配送服务、慈善赠药指导服务，患者用药随访
宿迁	专病讲堂、图文专病咨询、名医二诊、住院协调预约服务、用药指导及新药咨询预约服务、高价药品送药上门服务、慈善赠药协助申请服务、家庭基因检测关爱服务、海外购药协助服务、药品分期申请协助服务
泰州	—

(续表)

保险代称	其他附加服务
杭州A	亲友特药药品福利、国内预约购药及配送等8项服务
杭州B	—
杭州C	药品直付、药品配送等10项服务
宁波A	重大疾病早筛、药品咨询指导、预约送药上门、援助用药申请、海南博鳌乐城就医服务、临床试验申请、癌症基因检测
宁波B	健康会员计划：慢病药品配送，公益咨询，用药提醒，健康专栏，风险评估，健康问问，视频医药卡； 重大疾病服务：康复指南，定期随访，心理咨询，特邀配送，专家门诊绿通（含陪诊）
宁波C	—
绍兴	药店购药直付；援助用药申请指导服务（PAP）；国内预约购药及配送服务；肿瘤基因检测专属福利；重大疾病早筛服务
衢州	特药直付服务、援助用药申请指导服务（PAP）、指定药店预约购药
温州	药品咨询服务、国内预约购药及配送服务、援助用药申请指导服务、海南博鳌乐城就医服务、临床实验申请服务、癌症基因检测服务、重大疾病早筛服务
嘉兴	7项肿瘤增值服务：肿瘤疾病咨询、分诊服务、肿瘤早筛、患者用药关怀、药品配送、新药试验协助、慈善援助指导
台州	—
丽水	—
合肥	健康问问、健康专栏、公益咨询、风险评估、慢病药品配送、用药提醒健康服务
芜湖	—
安徽	—
亳州A	全生命周期的健康管理体系、视频问诊、药品服务和口腔服务、药品优惠等
亳州B	专病讲堂、图文专病咨询、名医二诊、陪诊服务、患者管理服务、慢性病药品购药折扣、检验检查优先、慈善赠药协助申请服务、高价值药品垫付服务、高价值药品送药上门服务
阜阳A	药品咨询指导、送药到家服务、药品直付服务、慈善赠药服务、博鳌乐城就医、患者用药随访、全流程病程管理
阜阳B	药品咨询指导、送药到家服务、药品直付服务、慈善赠药服务、博鳌乐城就医、患者用药随访、全流程病程管理
蚌埠	妙手医生服务、癌症基因检测折扣代金券、海南博鳌乐城海外药品就医服务、体检服务
福建	健康档案、非处方药（OTC）药品服务等12项服务
福州A	处方咨询、药品直付、药品服务、药品配送、健康档案
福州B	健康门诊挂号问询、健康体检、药品直付、药品配送、处方咨询、用药咨询、患者提醒及用药随访、慈善援助指导、患者用药不良反应监测等11种

(续表)

保险代称	其他附加服务
福州 C	健康问卷、健康档案、健康资讯、非处方药（OTC）药品服务、自助预约挂号、药品配送、处方咨询、用药咨询、患者提醒、用药随访、慈善援助指导、患者用药不良反应监测
厦门 A	用药指导、处方咨询、慈善赠药协助、患者随访、MDT 会诊推荐、基因检测优惠、送药上门、新药用药申请、医学解答、药品直付
厦门 B	自助挂号、健康测评、健康档案等
南昌	线上服务：专家在线咨询 6 次、中医养生馆 1 次等 10 项；线下体检
山东 A	优惠购药、健康咨询、疾病风险评估、预约挂号、智能导诊、健康讲堂、心理评测等 10 项健康服务
山东 B	药品直付、药品配送、处方咨询、用药咨询、慈善援助指导 5 项服务
山东 C	健康咨询等 5 项健康服务
淄博	—
济南	健康管理：帮助建立健康档案、健康咨询、健康报告、定制健康计划、定期健康关怀、医保复诊
烟台 A	肿瘤咨询等 5 项健康服务
烟台 B	重疾绿通等
河南	河南省内预约购药及配送服务、送药上门、特药直付服务、用药咨询服务、用药随访服务、慈善赠药申请指导服务
漯河	全流程健康管理、就医绿色通道、特药直付、送药上门等 22 项服务
许昌	—
焦作	—
洛阳	药品服务
湖南 A	重大疾病早筛服务；药品咨询指导；预约送药上门；援助用药申请；海南博鳌乐城就医服务；临床试验申请服务；癌症基因检测服务；慢病服务-康付卡
湖南 B	慢病购药服务、妙健康健康干预计划、妙健康生活方式评估、电话医生服务、重大疾病就医全程陪诊服务、湖南省内重疾门诊专家安排、重大疾病国内专家二次会诊、MDT 多科学会诊
长沙 A	—
长沙 B	风险测评、智能导诊、在线问诊、体检报告解读
株洲	AI 疾病问答、健康资讯、健康档案、肿瘤筛选温泉、非处方药（OTC）及处方药、自助预约挂号
邵阳	1. 8 项惠民体检（45 周岁以上人群使用，可转赠） 2. 特药服务：特药直付快付、特药选药上门 3. 健康增值服务：健康测评等 6 项
武汉	优惠体检、在线问诊、药品补贴等 11 项
广州 A	—
广州 B	9 项个人肿瘤医疗服务：肿瘤疾病咨询、分级服务、早筛问卷及体检建议、处方咨询、用药咨询、药品配送、患者随访、新药试验协助、慈善援助指导

(续表)

保险代称	其他附加服务
深圳	—
珠海	—
佛山	—
东莞 A	特药直付服务、国内预约购药及配送服务、慈善赠药申请指导服务等 8 项
东莞 B	—
惠州 A	肿瘤早筛、肿瘤咨询、分诊服务、药品服务、慈善援助指导
惠州 B	6 周岁以下儿童关爱保障，特定疾病患者护理服务
潮州	国内预约购药及配送、特药直付、临床试验申请、癌症基因检测、重大疾病早筛
湛江	国内预约购药及配送、特药直付、临床试验申请、癌症基因检测、重大疾病早筛
梅州 A	—
梅州 B	—
梅州 C	—
梅州 D	—
河源	—
云浮	国内预约购药及配送、特药直付、援助用药申请指导、海南博鳌乐城就医服务、咨询服务、临床试验申请、癌症基因检测、重大疾病早筛、慢病折扣卡
茂名	重大疾病早筛、药品咨询指导、预约送药上门、援助用药申请、海南博鳌乐城就医服务、临床试验申请、慢病折扣卡、特药直付服务
揭阳	国内预约购药及配送服务、特药直付服务、慈善赠药申请指导服务、海南博鳌乐城就医服务、电话咨询服务、临床试验申请服务、慢病折扣卡、重大疾病早筛服务
韶关	肿瘤早筛服务、肿瘤咨询服务、分诊服务、患者用药关怀、慈善援助指导 5 项服务
广西	轻松筹为大病患者提供筹款直通车
桂林	自主预约挂号、互联网医院服务、药品直付、药品配送、处方咨询、用药咨询、患者提醒用药随访、患者用药不良反应的监测、外购注射药品冷链配送服务、用药知识讲座、健康咨询、健康问卷测评、慈善援助指导、体检建议
海南 A	健康咨讯、健康档案、健康问卷、自助预约挂号、非处方药（OTC）药品服务
海南 B	健康咨讯、健康档案、健康问卷、自助预约挂号、非处方药（OTC）药品服务
成都	药品直付、药品配送、处方咨询、用药咨询、患者用药随访、新药试验协助、慈善援助指导等
自贡	药品预约购买及配送、用药咨询、援助用药申请指导、用药随访

(续表)

保险代称	其他附加服务
德阳 A	个人慢病医疗服务、专家讲堂、就诊咨询、肿瘤早筛问卷及个性化体检方案制订、体检优先及体检折扣、居民体制监测服务、百万大病预赔、慢病药品优惠及配送
德阳 B	药品支付、药品配送、处方咨询、用药咨询、慈善援助指导、患者教育
德阳 C	药品支付、药品配送、处方咨询、用药咨询、慈善援助指导、患者教育
宜宾	肿瘤咨询、分诊服务等 5 项服务
南充	—
遂宁	早筛、新药试验协助、患者用药随访、用药咨询、处方咨询、慈善援助指导、分诊服务、肿瘤疾病咨询
昆明	肿瘤早筛服务、肿瘤咨询服务、就医服务等 5 项服务
贵阳	—
遵义	健康档案、专家在线咨询、重疾安排住院、健康资讯、自主预约挂号、重疾国内二次诊疗、AI 疾病问答、健康问卷测评、非处方药（OTC）及处方
银川	药品直付、送药上门、处方咨询、用药指导、患者用药随访、新特药咨询、慈善援助指导、多学科综合小组（multi disciplinary team，MDT）多学科会诊推荐、基因监测折扣优惠、医学解答

（三）覆盖深度

附表 7　普惠型商业医疗保险的起付线（单位：万元）

保险代称	目录内住院	特药	目录外住院
北京	2	0	—
天津 A	2	0	—
天津 B	2	0	—
重庆	2	2	—
河北	2	0	—
张家口	2	0	—
山西	2（共用）	2（共用）	
沈阳	2	0	—
大连 A	2	—	—
大连 B	—	2（共用）	2（共用）
大连 C	2	2（共用）	2（共用）
丹东	2	0	—
锦州	2	—	2

(续表)

保险代称	目录内住院	特药	目录外住院
哈尔滨	2	0	3
南京 A	2	—	2
南京 B	1.8	—	2
南京 C	2	—	—
苏州 A	1.5	0	—
苏州 B	1	2	2
无锡	—	2（肿瘤）；2（罕见病）	2
南通	2	0	—
连云港	2	—	—
盐城 A	2（共用）	2（共用）	—
盐城 B	2	2	—
常州 A	2（共用）	2（共用）	—
常州 B	2（共用）	2（共用）	2
常州 C	2（共用）	2（共用）	2
徐州	2（共用）	2（共用）	2
镇江	2	0	—
宿迁	2	0	—
泰州	2	—	—
杭州 A	2	0	—
杭州 B	0	1（肿瘤）；1（罕见病）	1
杭州 C	2（共用）	2（共用）	—
宁波 A	—	2	2
宁波 B	2	2	—
宁波 C	2（与特药共用）	2（与目录内外住院共用）	2（与特药共用）
绍兴	0	1	1
衢州	2	0.5	1
温州	2	0	—
嘉兴	2（共用）	2（共用）	—
台州	2	0	—
丽水	1.8（共用）	—	1.8（共用）
合肥	2	—	2
芜湖	1.5	—	—

(续表)

保险代称	目录内住院	特药	目录外住院
安徽	2	—	2
亳州 A	2	—	2
亳州 B	2	0	—
阜阳 A	2	0	—
阜阳 B	2（共用）	0	2（共用）
蚌埠	2	0	2
福建	2（共用）	2（共用）	—
福州 A	2（共用）	2（共用）	—
福州 B	2（共用）	2（共用）	—
福州 C	2（共用）	2（共用）	—
厦门 A	2（共用）	2（共用）	—
厦门 B	2（共用）	2（共用）	—
南昌	2	0	3
山东 A	2（共用）	2（共用）	—
山东 B	2	0	—
山东 C	2（共用）	2（共用）	—
淄博	2	2	—
济南	2	0	—
烟台 A	2（共用）	2（共用）	—
烟台 B	2	—	—
河南	2	0	2
漯河	2（共用）	2（共用）	—
许昌	1.5	0	1.5
焦作	1.5	—	1.5
洛阳	2（城镇职工）；0.8（城乡居民）	0	—
湖南 A	2.5（长沙参保者）；2（其他地区参保者）	0	—
湖南 B	2	0	—
长沙 A	2	—	2
长沙 B	2	2	—
株洲	2	0	—
邵阳	2	0	—
武汉	1.8	0	1.8
广州 A	1.8	—	1.8

（续表）

保险代称	目录内住院	特药	目录外住院
广州 B	2（共用）	2（共用）	—
深圳	1	1	1
珠海	3	1	—
佛山	0.5（大病起付线抵扣1.5万元）	1	2
东莞 A	2	0	—
东莞 B	1（共用）	—	1（共用）
惠州 A	2（共用）	2（共用）	—
惠州 B	1	—	1.2
潮州	2	0	—
湛江	2	0	—
梅州 A	1.5	2	—
梅州 B	1.2	2	—
梅州 C	1	—	2
梅州 D	0.6	0.6	1.5
河源	2	0	—
云浮	2	0	—
茂名	2	0	—
揭阳	2	0	—
韶关	2	0	—
广西	2（共用）	—	2（共用）
桂林	2	2	—
海南 A	2	—	2
海南 B	2	0	2
成都	2（共用）	2（共用）	—
自贡	2（共用）	2（共用）	—
德阳 A	2	—	—
德阳 B	1.5（共用）	1.5（共用）	—
德阳 C	1.5（共用）	1.5（共用）	—
宜宾	2（共用）	2（共用）	—
南充	2	—	—
遂宁	2（共用）	2（共用）	—
昆明	1.5	1.5	—
贵阳	2	—	—
遵义	2	2	—
银川	2（共用）	2（共用）	—

注：共用表示医保目录内住院和特药、目录外住院和特药、目录内外住院共用起付线，部分普惠型商保医保目录内住院保障包含门特/门慢。

附表8 普惠型商业医疗保险的报销比例（单位:%）

保险代称	目录内住院	特药	目录外住院
北京	100	90	—
天津 A	100	100	—
天津 B	80	70	—
重庆	80	80	—
河北	80	80	—
张家口	80	80	—
山西	80	80	—
沈阳	75	75	—
大连 A	80	—	—
大连 B	—	80	80
大连 C	80	80	80
丹东	70	70	—
锦州	80	—	80
哈尔滨	75	100	60
南京 A	90	—	40
南京 B	90	—	40
南京 C	100	—	—
苏州 A	70	70	—
苏州 B	80	80	50
无锡	—	70	60
南通	80	100	—
连云港	80	—	—
盐城 A	80	80	—
盐城 B	80	80	—
常州 A	70	60	—
常州 B	70	70	50
常州 C	90	80	60
徐州	60	60	50
镇江	80	80	—
宿迁	80	80	—
泰州	80	—	—
杭州 A	75	75	—
杭州 B	80	60	70
杭州 C	80	80	—
宁波 A	—	70	80

(续表)

保险代称	目录内住院	特药	目录外住院
宁波 B	100	70	—
宁波 C	100	目录内 100；目录外 75	75
绍兴	50	60	60
衢州	50	50	50
温州	70	70	—
嘉兴	75	75	—
台州	75	75	—
丽水	87.5（取各段报销比例均值）	—	87.5（取各段报销比例均值）
合肥	75	—	75
芜湖	100	—	—
安徽	75	—	75
亳州 A	75	—	75
亳州 B	80	80	—
阜阳 A	85（按比例分段报销）	80	—
阜阳 B	85（按比例分段报销）	80	85
蚌埠	80	100	80
福建	80	80	—
福州 A	80	80	—
福州 B	80	80	—
福州 C	80	80	—
厦门 A	80	80	—
厦门 B	80	80	—
南昌	80	80	75
山东 A	80	80	—
山东 B	70	80	—
山东 C	80	80	—
淄博	80	80	—
济南	个人自付<8 万元：80；个人自付≥8 万元：100	80	—
烟台 A	80	80	—
烟台 B	80	—	—
河南	90	80	50

(续表)

保险代称	目录内住院	特药	目录外住院
漯河	75	75	—
许昌	80	100	70
焦作	80	—	50
洛阳	职工：80；居民：按比例分段报销	75	—
湖南 A	80	80	—
湖南 B	80	80	—
长沙 A	80	—	80
长沙 B	100	70	—
株洲	80	80	—
邵阳	80	80	—
武汉	80	80	60
广州 A	80	—	70
广州 B	80	80	—
深圳	最高 100	100	最高 100
珠海	90	90	—
佛山	80	90	60
东莞 A	80	80	—
东莞 B	80	—	80
惠州 A	80	80	—
惠州 B	95	—	60
潮州	75	75	—
湛江	80	80	—
梅州 A	50	20	—
梅州 B	60	20	—
梅州 C	70	—	70
梅州 D	80	80	80
河源	75	75	—
云浮	75	75	—
茂名	80	80	—
揭阳	75	75	—
韶关	80	80	—
广西	80	—	80
桂林	70	70	—

(续表)

保险代称	目录内住院	特药	目录外住院
海南 A	90	—	50
海南 B	90	100	50
成都	75	75	—
自贡	70	70	—
德阳 A	100	—	—
德阳 B	100	75	—
德阳 C	100	75	—
宜宾	75	75	—
南充	75	—	—
遂宁	75	75	—
昆明	80	80	—
贵阳	70	—	—
遵义	90	90	—
银川	75	75	—

附表 9　普惠型商业医疗保险的封顶线（单位：万元）

保险代称	目录内住院	特药	目录外住院
北京	100	100	—
天津 A	100	100	—
天津 B	100	100	—
重庆	100	100	—
河北	150	150	—
张家口	150	150	—
山西	150	150	—
沈阳	100	100	—
大连 A	200	—	—
大连 B	—	100	100
大连 C	200	100	100
丹东	100	100	—
锦州	100	—	100
哈尔滨	100	100	100
南京 A	100	—	10

(续表)

保险代称	目录内住院	特药	目录外住院
南京 B	100	—	10
南京 C	100	—	—
苏州 A	100	100	—
苏州 B	100	50	50
无锡	—	100（恶性肿瘤）；80（罕见病）	100
南通	100	100	—
连云港	100	—	—
盐城 A	100	50	—
盐城 B	150	50	—
常州 A	100	100	—
常州 B	100	100	100
常州 C	100	100	100
徐州	100（共用）	100（共用）	50
镇江	100	100	—
宿迁	100	100	—
泰州	100	—	—
杭州 A	100	100	—
杭州 B	120	50（肿瘤）；10（罕见病）	120
杭州 C	100	100	—
宁波 A	—	100	100
宁波 B	100	100	—
宁波 C	100（与特药共用）	100（与目录内外住院共用）	100（与特药共用）
绍兴	50	50	50
衢州	50	50	50
温州	100	100	—
嘉兴	200（共用）	200（共用）	—
台州	100	100	—
丽水	无限额	—	无限额
合肥	100	—	100
芜湖	100	—	—
安徽	150	—	150

(续表)

保险代称	目录内住院	特药	目录外住院
亳州 A	100	—	100
亳州 B	100	100	—
阜阳 A	100	100	—
阜阳 B	100（共用）	100	100（共用）
蚌埠	100	100	100
福建	150	100	—
福州 A	100	160	—
福州 B	150	100	—
福州 C	150	100	—
厦门 A	150（共用）	150（共用）	—
厦门 B	150	100	—
南昌	100	100	100
山东 A	100	100	—
山东 B	100（共用）	100（共用）	—
山东 C	100	100	—
淄博	100	100	—
济南	150	100	—
烟台 A	100	100	—
烟台 B	200	—	—
河南	100	100	100
漯河	100	100	—
许昌	100（共用）	100	100（共用）
焦作	100	—	100
洛阳	100	100	—
湖南 A	200	100	—
湖南 B	200	100	—
长沙 A	100	—	100
长沙 B	100	100	—
株洲	200	100	—
邵阳	200	100	—
武汉	100（共用）	100	100（共用）
广州 A	100	—	100
广州 B	100	100	—

(续表)

保险代称	目录内住院	特药	目录外住院
深圳	300（与目录外住院、特药共用）	300（与目录内外住院共用）	300（与目录内住院、特药共用）
珠海	130	30	—
佛山	150	30	100
东莞 A	150	150	—
东莞 B	100	—	100
惠州 A	100	100	—
惠州 B	100	—	100
潮州	150	150	—
湛江	150	150	—
梅州 A	10	300	—
梅州 B	115	300	—
梅州 C	170	—	80
梅州 D	230	10	100
河源	150	150	—
云浮	150	150	—
茂名	150	150	—
揭阳	150	150	—
韶关	150	150	—
广西	100	—	100
桂林	100	100	—
海南 A	100	—	10
海南 B	100	100	10
成都	100（共用）	100（共用）	—
自贡	100（共用）	100（共用）	—
德阳 A	100	—	—
德阳 B	120	120	—
德阳 C	120（共用）	120（共用）	—
宜宾	100（共用）	100（共用）	—
南充	100	—	—
遂宁	100（共用）	100（共用）	—
昆明	100（共用）	100（共用）	—

(续表)

保险代称	目录内住院	特药	目录外住院
贵阳	100	—	—
遵义	100（共用）	100（共用）	—
银川	100	100	—

注：

1. "共用"表示医保目录内住院和特药、目录外住院和特药、目录内外住院共用封顶线，部分普惠型商保医保目录内住院保障包含门特/门慢。

2. 深圳市是医保目录内、目录外住院、门急诊、特药、质子重离子5项保障共用封顶线。

3. 珠海市大爱无疆、佛山市平安佛医保、株洲市神农保提供医保目录范围内超高额医疗费用补偿保障。

图书在版编目(CIP)数据

中国普惠型商业医疗保险发展研究/张璐莹,陈文著. —上海:复旦大学出版社,2021.9
ISBN 978-7-309-15775-8

Ⅰ.①中… Ⅱ.①张… ②陈… Ⅲ.①医疗保险-研究-中国 Ⅳ.①F842.613

中国版本图书馆 CIP 数据核字(2021)第 119604 号

中国普惠型商业医疗保险发展研究
张璐莹 陈 文 著
责任编辑/王 瀛 张 怡

复旦大学出版社有限公司出版发行
上海市国权路 579 号 邮编:200433
网址:fupnet@fudanpress.com http://www.fudanpress.com
门市零售:86-21-65102580 团体订购:86-21-65104505
出版部电话:86-21-65642845
上海丽佳制版印刷有限公司

开本 787×1092 1/16 印张 11.5 字数 175 千
2021 年 9 月第 1 版第 1 次印刷
印数 1—4 100

ISBN 978-7-309-15775-8/F·2807
定价:88.00 元

如有印装质量问题,请向复旦大学出版社有限公司出版部调换。
版权所有 侵权必究